WOLFGANG MARIA BAUER

Kaltblut

Wolfgang Maria Bauer

KALTBLUT

Roman

C.Bertelsmann

FSC
www.fsc.org
MIX
Papier | Fördert gute Waldnutzung
FSC® C014889

Penguin Random House Verlagsgruppe FSC® N001967

1. Auflage

Neumarkter Str. 28, 81673 München
Umschlaggestaltung: Sabine Kwauka
Umschlagabbildungen: © plainpicture/Andreas Schier
Satz: Satzwerk Huber, Germering
Druck und Bindung: Friedrich Pustet GmbH & Co. KG, Regensburg
Printed in Germany
ISBN 978-3-570-10571-9

www.cbertelsmann.de

1.

Ein Lichtblitz durchzuckte das nächtliche Bergmassiv, gleich war es wieder dunkel.

Wetterleuchten, dachten die wenigen Seelen im Tal, die die Explosion aus dem Schlaf gerissen hatte. In diesem Moment waren die elf Männer in der Weiberer-Hütte bereits tot. Die Druckwelle hatte ihnen die Lungen zerfetzt.

Der Donner ließ ein paar Sekunden auf sich warten, dann lief er in die Berge, wurde von den schroffen Felsen zurückgeworfen und rannte in den gegenüberliegenden Grat. Er hetzte von Wand zu Wand und musste am Ende zurückkehren. Die Detonation hallte wider und wider.

Seit jener Nacht behaupteten sie in den Bergdörfern, es donnere noch immer. Wenn man genau hinhöre, sei da ein dunkler Puls in den Felsen.

»Das sind die Toten«, wusste ein Schäfer, »es wird erst aufhören, wenn das Unglück geklärt und ein Schuldiger gefunden ist.«

In den drei Wochen, da die Leichname von der Staatsanwaltschaft noch nicht freigegeben waren, hatten sich die Witwen mit dem Pfarrer besprochen und trotz kleiner Unstimmigkeiten auf ein Sammelbegräbnis geeinigt.

Heute, im ersten Licht des Tages, hatte die gemeinsame Trauerfeier stattgefunden, am Vormittag bereits war mit den Grablegungen begonnen worden. Angesichts der großen Zahl der Opfer werde er alphabetisch bestatten, hatte Pfarrer Georg vorausgeschickt, eine Reihenfolge brauche es nun mal. Vor Gott sei das aber gewiss ohne Bedeutung, der Herr kenne keine Anfangsbuchstaben, an der Himmelspforte jedenfalls müsse niemand warten. Mit elf Schweigeminuten und einem gemeinsamen Vaterunser war das Leichenbegängnis beendet worden.

Inzwischen war es später Nachmittag. Über den Bergspitzen hing eine trübe Herbstsonne. Der Nacken der Hohen Echse schob seinen Schatten bereits ins Tal hinab. Bald würde es dämmern.

Stubber stand auf der kleinen Anhöhe, die man hier seit Generationen Zigeunerhügel nannte, und sah auf das Kirchengelände hinab. Die Trauergemeinde löste sich zögernd und in verschiedene Richtungen auf. Offensichtlich fand kein gemeinsamer Leichenschmaus statt.

Nur wenige Angehörige blieben noch zurück, vereinzelt oder in kleinen Gruppen standen sie dort, schwarz gekleidet und gebückt, wie abgebrannte Schwefelhölzer.

Sein Blick wanderte weiter, hinüber zu dem kleinen Spielplatz, der rückseitig an die Kirchenmauern grenzte und von dem er wusste, dass der Pfarrer ihn vor einigen Jahren eigens für seinen Sohn hatte bauen lassen.

Luka, dachte er, Luka. Hier spielt mein Kind. Für einen Moment stach es in seiner Brust.

Inständig hatte er gehofft, seinen Jungen auf der Trauerfeier zu sehen, aber sosehr er auch nach ihm gesucht hatte, sooft er auch zu den Fenstern im ersten Stock der Pfarrei hinaufgeblickt hatte, hinter denen er die Wohnräume des Pfarrers und seiner Hauswirtschafterin vermutete, er war nirgends zu entdecken gewesen, wie ohnehin sämtliche Kinder dem Kirchhof ferngeblieben waren. Es war üblich, dass sie an solchen Ereignissen teilnahmen, Leben und Tod waren Geschwister, das konnten sie nicht früh genug lernen. Aber elf Bestattungen nacheinander, das wäre für die kleinen Seelen doch zu viel gewesen, und man hatte sie für diese Stunden vermutlich in ein Nachbardorf oder ins Tal gebracht. Vielleicht besser so, dachte er und spürte zugleich, dass er sich belog.

Ein leichter Wind hob an, kühl und schneidend wehte er vom Kirchhof herauf. Stubber knöpfte seinen Mantel zu. Zur Beerdigung der Eltern hatte er ihn zuletzt aus dem Schrank genommen. Für gewöhnlich trug er die grellfarbigen Strickjacken, die ihm einst seine Mutter Weihnacht für Weihnacht geschenkt hatte. Mochte man ihn dafür belächeln, es war ihm einerlei.

Er sah hinunter zum Friedhof, in Richtung der frischen Gräber: Reihe zwei, ganz außen bei der Friedhofsmauer: Dort lag nun Josef Zornacher. Sein Sepp mochte die Dunkelheit nicht und nicht die Kälte, doch jetzt verschwand das Licht allmählich, die Temperaturen sanken gegen null.

Er überlegte, ob er umkehren und seinen Mantel auf das Grab legen sollte.

Da bemerkte er drei Frauen.

Sie liefen über das Gelände unterhalb der Anhöhe, kamen direkt auf den Zigeunerhügel zu. Drei Witwen, vermutete er, wegen der Trauertücher, die sie vor der Brust gegen die Kälte zusammenhielten. Sie hatten viele Stunden ausgeharrt, an den Särgen ihrer Liebsten stehend, bis endlich der Ihrige an der Reihe war. Gewiss hatten sie sich dabei das Gestell steif gestanden, da war es nicht verwunderlich, dass sie jetzt noch ein paar Schritte taten, um das Leid zumindest aus den Beinen zu bekommen.

Zufälligerweise nahmen sie denselben Weg wie er. Daran war eigentlich nichts ungewöhnlich. Es erstaunte ihn nur, mit welcher Entschlossenheit die Frauen einen Fuß vor den anderen setzten. Sie liefen nebeneinanderher auf dem brachen Feld, über das er selbst vor wenigen Minuten gegangen war. Der Boden dort war morastig, zerfurcht und stellenweise bereits gefroren. Immer wieder hatte er sich vertreten und war ins Straucheln geraten. Der Schritt der Frauen dagegen schien sicher, war seltsam unbeirrt.

Warum nur gingen sie vom Dorf weg, fragte er sich, wollten sie etwa nach oben, in Richtung der Klamm, zu jenem Plateau, wo die Weiberer-Hütte gestanden hatte? Es ist der Schmerz, der sie treibt, gab er sich zur Antwort, in ihrer Trauer laufen sie wie blind und ohne Ziel. Bald werden sie umkehren.

Stubber selbst hatte ein Ziel. Das Hochgebirge. Zunächst die Alm, auf der sein Sepp mit den Kühen gelebt hatte. Falls das Wetter es zuließ, wollte er ihm dort ein letztes Lebewohl zurufen.

Und dann, so hoffte er, würde er noch höher steigen, bis vor die Gipfelwand der Hohen Echse, bis zu jener Felsspalte, von der niemand hätte sagen können, wie tief sie war. Sooft er nur konnte, wanderte er hinauf, setzte sich an den Rand oder in die kleine Einbuchtung knapp darunter und sprach zu seiner Liebe, erzählte ihr, was ihm gerade durch den Kopf und das Herz ging.

In den drei Wochen seit der Explosion hatte er es nicht geschafft. Der Weg hinauf zu den Almen, vorbei an der eingezäunten Weide seines Freundes, wäre zu schmerzhaft gewesen.

2.

Von Alois Anrainer bis Josef Zornacher. Elf Grablegungen, elfmal letzte Worte, das dauernde Auf-der-Stelle-Stehen, erschöpft saßen die Bestatter auf einer Bank hinter dem Gotteshaus. Der Pfarrer stand daneben, lehnte mit dem Rücken am Gemäuer und blickte in Richtung des Plateaus, auf dem sich die Weiberer-Hütte befunden hatte, schüttelte dabei unablässig den Kopf.

»Sarg drei und sieben«, sagte ein Bestatter und atmete tief durch, »richtige Brocken waren das.«

»Eine arge Schinderei«, pflichtete ihm ein anderer bei, »besonders die Nummer drei, ein mittlerer Elefant. … Verzeihung, Herr Pfarrer, nichts für ungut.«

Die Entschuldigung des Bestatters schien der Geistliche nicht gehört zu haben, mit verkniffenem Gesicht blickte er in die sinkende Sonne, schüttelte weiter den Kopf.

»Ist was mit Ihnen?«, erkundigte sich der erste.

»Nichts.«

»Na dann.«

»Nach nichts schauen Sie mir aber nicht aus«, sagte nun der zweite, »sondern schlecht. Vielleicht brauchen Sie wen zum Reden.«

»Er braucht niemanden zum Reden«, meinte der erste wieder, »dafür hat er seinen Gott.«

»Der spricht nicht mit mir«, entgegnete der Pfarrer, »der tut, was Er will, greift ein, verändert oder beendet, alles, wie der liebe Herr Gott es will.«

Die Bestatter sahen den Geistlichen erstaunt an. So kannten sie ihn nicht, er war zynisch gewesen.

Nach einer Pause fragte der erste vorsichtig nach: »Sie haben keinen Kontakt, keinen Draht nach oben, wirklich?«

»Doch. Einmal.«

»Ja?«

»Vor drei Wochen. Der 12. Oktober 1985. 1.32 Uhr.«

»Die Explosion?«

»Da hat er laut zu mir gesprochen. ›Georg, du bist ein schlechter Hirte.‹«

»Nein, das sind Sie nicht, Herr Pfarrer.«

»Doch. Ich habe den Wolf nicht kommen sehen.«

Es war der fünfzigste Geburtstag von Franz Brugger gewesen. Seine Frau Rachel hatte die Feier organisiert und sämtliche Männer des Bergdorfs eingeladen. Nach reiflicher Überlegung hatte sie auch den Herrn Pfarrer dazugebeten. Ein Geistlicher war der Stimmung nicht unbedingt zuträglich, andererseits gehörte er biologisch nun einmal dazu.

Dieser hatte dankend abgelehnt. »Das ist sehr nett von dir, Rachel, ich komme gern, im nächsten Leben.«

»Aber«, war sie hartnäckig geblieben, »es gibt Brotzeit und Bier, Musik und eine kleine Überraschung … die wird auch Sie freuen.«

»Danke, wirklich nein.«

»Und wenn Sie im nächsten Leben eine Frau werden, Herr Pfarrer, was dann?«

»Was meinen Sie?«

»Dann sind Sie nicht wieder eingeladen. Ein reines Männerfest wird das.«

Die Polizei und die Staatsanwaltschaft hatten bis heute nur dürftige Erkenntnisse. Zeugen gab es keine, kaum gesicherte Informationen. Die lokale Zeitung druckte jede Vermutung, jede Annahme, und das gesamte Tal, die Bergdörfer, die Almen, alle spekulierten mit, nicht zuletzt die Angehörigen, auch die Witwen.

Nur Pfarrer Georg nicht, er kannte den Schuldigen: Der Herr Sprengmeister hatte in der Hütte übernachten wollen, um am darauffolgenden Morgen eine Sprengung vorzunehmen. Er hatte von dieser Feier nichts gewusst, war nur zufälligerweise unter die Männer geraten. Kurz nach Mitternacht hatte es eine Schlägerei gegeben, an der auch Frauen beteiligt gewesen waren, das zumindest hatte die Presse berichtet. Der Sprengmeister hatte die Hütte blutüberströmt und überstürzt verlassen, hatte dabei die Tasche mit dem sprengfertigen Dynamit schlichtweg vergessen. Zum Zeitpunkt der Explosion hatte er sich nachweislich längst wieder im Tal befunden. Wer also hatte gesprengt?

Ein Reporter im Radio hatte die Frage so beantwortet: »Es fällt schwer, das zu glauben, doch der Täter ist wohl unter den Toten.«

Seine Toten, wusste Pfarrer Georg, seine Schafe: Zwar kamen auch die Bewohner der Hochtäler infrage, der vielen kleinen Höfe, jeder Almbauer, jeder Schäfer, vielleicht hatte der Sprengmeister jemandem von der geplanten Sprengung erzählt, vielleicht hatte man ihn von ferne beobachtet. Doch für Pfarrer Georg waren solche Überlegungen ohne Belang. Er kannte jede Seele dort oben in den Bergen, die meisten aus dem Gottesdienst, manche aus weltlichen Begegnungen. Es war seine Gemeinde, somit seine Verantwortung. Nicht die Tat, aber die Schuld war die seine.

3.

Damals, nach der Schulzeit, hatte Stubber für ein paar Jahre die Großstadt versucht, ein Leben fern der Heimat, doch der plötzliche Tod von Mutter und Vater hatte alles verändert. Die Tage waren mit einem Mal nicht mehr leicht, nicht mehr von unsichtbarer Hand geschirmt, als wäre die Wand in seinem Rücken weggebrochen. Kurz entschlossen war er in das Tal zurückgekehrt, in das Haus der Eltern, und nur wenig später hatte er sich um die Nachfolge seines Vaters, den Posten des Bezirkssprengmeisters beworben.

Von amtlicher Seite war zunächst ein ablehnender Bescheid ergangen. Die Stelle werde nicht mehr besetzt, die Zeiten hätten sich geändert, Aufträge würden zukünftig nur nach Angebot vergeben, auch Fachkräfte von weit her müssten berücksichtigt werden.

Schön, dass du wieder da bist, hatte der Amtmann handschriftlich hinzugefügt, *Vorschriften hin oder her, natürlich wirst du bevorzugt behandelt. Liebe Grüße, Tommi Grübl.* Und in Klammern stand darunter: *(vor zwanzig Jahren, in der zweiten Klasse, hast du mir auf dem Schulhof gegen die Großen geholfen)*.

Stubber erinnerte sich nicht.

Einige Tage danach hatte er dann tatsächlich einen Anruf erhalten. Der Leiter des Amts für Straßenbau war am Apparat.

»Der Junior, ich fasse es nicht«, hatte der scherzend das Gespräch begonnen und gleich mit ernster Stimme hinterhergeschoben: »mein Beileid wegen deiner Eltern, so kurz hintereinander die beiden, schon hart.«

»Danke.«

»Studium, dachte ich, große, weite Welt, dachte ich. Jetzt also doch Sprengmeister und Kleinstadt und Kessellage?«

Nein, hätte Stubber antworten können, ihm hatten schlicht die Berge gefehlt, die Luft und das Draußensein. Nein, das Massiv, die Gipfel und Schluchten, Felswände ringsum, sie boten ihm Halt und Schutz, es war ein steinernes Nest, Heim und Heimat zugleich. Mit seiner Entscheidung, die Großstadt, das Studium und ein paar Träume aufzugeben, hatte er keine Sekunde gehadert. Er war mit den Menschen dort nicht warm geworden.

Laut und wichtigtuerisch waren sie gewesen, ruhelos und nicht sorgsam, keiner wahrhaftig, als wären sie eine eigene, sonderbare Spezies. In diesem Tal kaum anders. Hier aber konnte er ihnen ausweichen oder zumindest an ihnen vorbeisehen, dann nämlich standen im Hintergrund die Berge, nicht Häuserschluchten.

»Hm«, antwortete er.

»Na dann«, gab der Amtmann scherzend zurück. »Jetzt zur Sache: Ich hätte da einen Auftrag für dich, Junior.«

»Ah.«

»Thomas Grübl hat dich empfohlen.«

»Ah.«

»Mit deinem Vater waren wir auch immer zufrieden.«

»Ah.«

»Du sagst ständig nur ›ah‹«, meinte der Amtmann und lachte laut auf, »wie dein Vater.«

Stubber redete nicht viel und nicht gern. Mitunter brach er ein Gespräch unvermittelt ab. Nicht dass er unhöflich sein wollte, er dachte nur sorgfältig.

»Sauber denken, Bub, Punkt für Punkt«, hatten ihm seine Eltern einst beigebracht, und er hatte es beherzigt.

So war er heute oft der Geschwindigkeit nicht gewachsen, mit der die Leute Satz um Satz ausstießen, Behauptung um Behauptung, vage Vermutungen, halb gare Erkenntnisse oder bloßes Gerede. Besonders das Getratsche war es, das ihn überforderte. Nicht selten hätte er gerne »Halt« gerufen, war stattdessen gegangen, grußlos. Einfach gegangen.

Mit so einem wollten sie hier nichts zu tun haben. Unverschämt fanden sie den, ungezogen. Was bitte bildete sich der ein, dieser überhebliche Kerl, dieser ungehobelte. Der brauchte sich weiß Gott nicht zu wundern, wenn er nirgendwo gelitten war. Ganz zu schweigen von seiner Erscheinung. Dieser Riese von Mann, die schwarzen Haare, die tief liegenden Augen, der war keinem geheuer.

Der junge Sprengmeister, ein undurchsichtiger Charakter wie sein Vater.

Dergleichen wurde gezischelt, hinter vorgehaltenen Händen, bald war es die einhellige Meinung. Und darauf war man stolz, schließlich war es ein enges Tal, keine Großstadt, hier redete man noch miteinander.

»Jetzt also der Junior vom Senior«, setzte der Mann vom Straßenbauamt lachend wieder ein und brachte endlich sein Anliegen vor. »Wir hätten da, unterhalb vom Narrenstein, die kurvige Straße zum Dorf hinauf, da haben wir einen gewaltigen Felssturz, ein paar anständige Brocken. Die müssen weg, schnell, sofort, das heißt viele kleine Sprengungen. Schweres Gerät, Abtransport, Sprengung, schweres Gerät, Abtransport, Sprengung und so weiter. Mit anderen Worten: geschätzt fünf Tage.«

»Ah.«

»In diesem Dorf steht ein Gotteshaus, zuständig für die Menschen ringsum. Du kennst es sicher, ich nicht. Ich war da noch nie. Es gibt zwei Dinge, die ich auf den Tod nicht ausstehen kann: Kirchen und Bergaufgehen.« Er lachte in den Hörer. »Das wäre nicht schlimm, aber ich bin Beamter, mit anderen Worten, ich habe seit Beginn meiner Anstellung dreißig Kilo zugelegt. Ich werde von Tag zu Tag attraktiver, sagt meine Frau.

Also, ich habe dort oben nachgefragt wegen einer Unterkunft. Nicht ganz leicht übrigens, der Pfarrer hat kein Telefon. Über den Nachbarshof habe ich schließlich seine Haushälterin, Anna Anzengruber, erreicht. ›Na ja‹, meinte die erst mal ablehnend, ›wir haben eine Schlafstatt, aber nur zur Not, für erschöpfte Wanderer, Verletzte oder Hilfesuchende.‹ Ich habe ihr dann einen anständigen Obolus angeboten, meine Behörde finanziert euch ein paar goldene Kerzenständer, habe ich ihr gesagt. Da hat sie gelacht und, klar, zugestimmt. Also Junior, was meinst du?

Du musst dich heute noch entscheiden. Morgen geht es los!«

Stubber blieb stumm. Er kannte das Dorf. Und er wusste auch, wer Anna Anzengruber war. »Die sieht nur schlank aus«, hatte ihn der alte Zornacher einmal gewarnt, »aber sie ist eine Litfaßsäule.«

»Ich höre ein Zögern?«

»Nein …«

»Du fragst dich, warum wir dich, einen Anfänger, nehmen und nicht jemand von außerhalb«, sagte der Mann wieder lachend. »Weil wir nicht wochenlang anfragen und anfragen, um dann Reisekosten und Spesen zu zahlen. Deshalb nehmen wir dich. Gesetz hin oder her. Da machen wir nicht groß herum.«

»Schon, aber …«

»Was denn noch?«

»Ich habe nur eine Sprengberechtigung Klasse B.«

»Reicht fürs Erste.«

»Sie ist abgelaufen.«

»Dann verlängerst du sie eben«, antwortete der Amtmann scherzend, »irgendwann.«

»Wenn Sie meinen.«

»Meine ich.«

Stubber legte auf, blickte nachdenklich vor sich hin.

Jetzt also der Beruf des Vaters. Und das kleine Haus mit Kessellage.

4.

Der Hügel, auf dem Stubber stand, hatte sich über viele Jahrhunderte durch Murgänge gebildet. Bei Schneeschmelze zwängten sich gewaltige Wassermassen aus den Hochtälern durch die enge Schlucht oberhalb der Weiberer-Hütte. Schossen sie dann aus der Mündung der Klamm heraus, seitlich am Plateau vorbei und die Abhänge hinunter, geschah das mit einer Kraft, die Gesteinsbrocken löste und metertiefe Gräben in den Boden riss. Große Rinnen, die das ganze Jahr vom Bergdorf aus sichtbar blieben. Wie Furchen in uralter Haut. Einige Hundert Meter oberhalb des Friedhofs lief sich die Lawine stets müde, und jedes Frühjahr türmten sich Schlamm und Geröll weiter auf. Alle im Dorf wussten, sicher war das nicht, und die Kinder reimten.

Wer traut sich da hinauf im März, April –
vielleicht ist innen ein Loch,
es melde sich, wer sterben will –
na los, dann soll er doch.

Der Überlieferung nach hatte dieser Hügel einstmals eine ganze Familie verschluckt. Ausländer seien das gewesen, fahrendes Volk, mit dreizehn Kindern. Die feurigen Augen, die sonnengegerbte Haut, dazu die bunten Kleider, Ohrringe und Bänder, das waren Zigeuner gewesen, mit Sicherheit, kein Zweifel, erzählte man sich bis heute: »... An einem sonnigen Herbsttag sind die mit einem Planwagen und zwei Pferden den Schotterweg vom Tal heraufgekommen. Eine befestigte Straße hat es damals noch nicht gegeben. Der Mann ritt auf einem der Tiere, während seine Frau hinter ihm auf der hölzernen Sitzbank stand und Feuer spuckte. Am Dorfbrunnen blieben die dann stehen. Sie stieg auf seine Schultern und jonglierte da oben mit Tellern und Ringen. Ihr Mann fing jetzt an, in einer unbekannten Sprache loszusingen. Geschmatzte und geschnalzte Worte waren das. Das klang wie bei den Menschenfressern. Alle bekamen es mit der Angst zu tun. ... Da springt sie plötzlich von ihrem Mann herunter und in den Brunnen hinein. In voller Montur. Sie lacht, klettert auf den Rand und fängt an zu tanzen. Wie eine Wilde, wie von der Tarantel gestochen. Sie hüpft und zuckt und kugelt sich dann wieder zu dem Wagen hinüber. Dort packt sie sich einen Feuerreifen, steigt hinein und lässt ihn ein paar Sekunden lang auf der Hüfte kreisen. Plötzlich hält die inne, der Reifen fällt zu Boden, sie aber bleibt regungslos darin stehen. Eine Frau, die sich selbst verbrennen will, so sah das aus, eine feixende Hexe in einem Feuerkreis. Doch als wäre das nicht schon genug gewesen, hebt sie jetzt auch noch ihren Rock! Und zieht ihn sich über den Kopf. Was für ein dünnes, klappriges Gestell die darunter hatte, nichts als Haut und Knochen, als wäre das gar keine Frau. … Aber was war da inwendig in den Rock genäht? Ein Schädel! Der Stoff, den sie nun vor dem Gesicht trug, war eine Totenmaske. … Diese Feuerfrau, dachte jeder, die ist der Leibhaftige! … Natürlich hat in diesem Moment keiner gefragt, was sie und ihr Mann hier oben, in den Bergen verloren haben. Und natürlich hat auch keiner gemerkt, dass in diesem Moment hinten aus dem Wagen dreizehn Kinder kraxeln, sich heimlich in die Höfe schleichen. … Keine Wertgegenstände, nur Lebensmittel haben die geklaut. Außerdem einen jungen Hund, einen Welpen. Warum auch immer. Aber das war ein Fehler. Klar, dass die Mutter anschlug. Und mit ihr gleich alle Hunde im Dorf. … Sofort hat man diese Fremdlinge auf und davon gejagt, vom Brunnen weg, über die Felder und dann noch die Anhöhe hinauf. … Aber oben angekommen, verweigerten ihnen die Pferde mit einem Mal den Dienst, legten die Ohren an und blieben auf der Stelle stehen. Dabei verlief doch ein breiter Pfad seitlich vom Hügel weg. … Ein paar Momente lang standen die Tiere, als hätten sie selber den Teufel gesehen. Dann waren sie plötzlich weg. Verschwunden. Und der Wagen mit den Fremden auch. Die Feuerfrau, der Vater, die dreizehn Kinder, plötzlich weg. … Von einer Sekunde auf die andere. Einfach weg.«

Die Kalksteinbrocken aus der Klamm waren über die Zeit korrodiert und hatten dem auflastenden Gewicht nicht mehr standgehalten. Ein Erdloch hatte sich aufgetan und alles geschluckt. Und die Dorfbewohner hatten hinaufgestarrt.

»… Ohne Vorwarnung, wie Lehm«, meinte bald einer.

»Tonnenschwer, nichts mehr zu machen« darauf ein anderer.

Helfen oder zumindest nachschauen hatte keiner gewollt, lieber hatten sie die Beine unter die Arme genommen. Nichts wie zurück zu ihren Höfen. Dort wurden schleunigst sämtliche Fenster und Türen verrammelt und verriegelt und für Tage nicht wieder geöffnet.

Erst im darauffolgenden Frühjahr hatten sich ein paar Mutige wieder an den Hügel herangewagt. Das Loch aber war verschwunden gewesen. Nicht die geringste Spur von diesen Wesen, den Pferden, dem Wagen. Kein Fetzen Stoff, kein Knochen, nicht ein Haar. Nun schien es allen offensichtlich: Mit rechten Dingen war es hier nicht zugegangen. Diese Feuerfrau war der Tod gewesen.

In ihrer Furcht setzten sie am Fuß der Anhöhe ein Marterl, und noch heute stand auf dem hölzernen Bildstock zu lesen:

Mögen die Zigeuner friedlich ruhen.

5.

Als Stubber im Morgengrauen auf das Kirchengelände zugelaufen war, hatte er einen Enzian in der Hand, für Josef Zornacher. Nur seinetwegen war er hier erschienen. Er ahnte, dass er auf dem Begräbnis nicht willkommen wäre. Das Dorf zerriss sich seit Jahren das Maul über seine Person, man hielt ihn für einen Unmenschen. Doch das war ihm einerlei. Wenn sein Sepp unter die Erde gelegt würde, dann wäre er dabei, nichts und niemand konnte ihn davon abhalten.

Die anderen Männer, die heute bestattet werden sollten, bedeuteten ihm nichts. Zwar hatte er mit jedem von ihnen in der Vergangenheit zu tun gehabt, einige hatten Baumfällungen in den Steilhängen vorgenommen, während er seine Sprengungen vorbereitet hatte, andere waren bei der alljährlichen Wartung der Klamm dabei gewesen. Auch hier hatte er des Öfteren gesprengt, etwa Felsbrocken, die das Wintereis gefährlich gelockert hatte, oder einfach nur Schneemassen, die die Arbeit behinderten. Doch mehr als ein paar freundliche Worte hatte er mit keinem von ihnen gewechselt. Besonders das Beieinandersitzen nach getaner Arbeit hatte er stets gemieden. Ihre Gespräche über »Staat«, »Weiber«, »die heutige Jugend« und »die Welt überhaupt« waren ihm zuwider gewesen. *Laufe einen Regenbogen*, hatte er einst in einem Jugendbuch gelesen, *um rückständige Menschen.* Ein Satz, der ihn seither begleitete.

Doch auch ihm ging man aus dem Weg.

Diesem wortkargen und unwirschen Lackel. Worauf bildete der sich eigentlich was ein, raunte man, auf sein markantes Aussehen, auf seine Statur? Der war ja nicht einmal ein Mensch. Weil er kein Herz hatte. Das eigene Kind fremden Leuten zu überlassen, dazu gab es keine zwei Meinungen.

So mied man einander.

Stubber war auf den breiten Kiesweg neben der Kirche eingebogen. Gleich hatte er Anna Anzengruber entdeckt. Sie hatte seitlich am Eingangstor gestanden und mit ein paar Trauergästen gesprochen. Stubber war ihr seit der Geburt seines Sohnes vor sieben Jahren nicht mehr begegnet.

Jetzt stellte er den Kragen seines Mantels hoch, steckte

den Enzian in die Tasche, ging langsam weiter. Auf halbem Weg war ein Klapptisch aufgebaut, dort blieb er kurz stehen. Elf Stapel mit Sterbebildchen waren ausgelegt:

Friede deiner Seele. – In Liebe. – Ruhe sanft.

Er ging weiter, ohne eines zu nehmen. Er war nur noch wenige Meter von Anna entfernt, da tat sie einen Schritt zur Mitte hin, stellte sich wuchtig unter den schmiedeeisernen Torbogen und sah ihn an. Verdutzt hielt er inne.

»Sie trauen sich?«, fragte sie leise. Es war eine Drohung.

Stubber tat, als hätte er nicht gehört, und wollte an ihr vorbei. Wieder trat sie ihm in den Weg, stemmte zusätzlich die Arme in die Hüften.

Auch die umstehenden Trauergäste merkten nun auf. Er sah kurz zu ihnen hinüber, doch einer nach dem anderen wandte sich ab.

Er knöpfte den Kragen seines Mantels zu. Mochten sie von seiner Anwesenheit denken, was sie wollten, den Zutritt würde er sich nicht verwehren lassen, schon gar nicht von dieser Frau. Mit einer leichten Bewegung seiner rechten Hand schob er sie ein paar Zentimeter zur Seite.

»Fass Anna nicht an«, sagte ein Jugendlicher und baute sich vor ihm auf. »Weg hier, du Drecksau!« Es war der Sohn von Andreas Herfurt, einem der Toten.

Und als wären diese Worte nicht deutlich genug gewesen, stellte sich eine der Witwen dazu, deutete auf das Schild auf halber Höhe des Tores. Ein durchgestrichener Hund: *Wir dürfen hier nicht hinein!*

Stubber zögerte. Für gewöhnlich hätte er nun reagiert. Wenn man ihn herausforderte, nahm er den Kampf an, es war seine Natur. Heute aber war er gekommen, um sich von seinem Freund zu verabschieden. Lass gut sein, dachte er. Würde er sich eben in das angrenzende Wäldchen stellen, außerhalb der Mauern des Kirchhofs, und von dort aus den Feierlichkeiten zusehen.

Er tat einen Schritt zur Seite, da baute sich Anna erneut vor ihm auf und hielt ihm wortlos eines der Blätter hin, von denen sie einen ganzen Packen unter dem Arm trug. Es war die Abfolge der Bestattungen.

1. Alois Anrainer
2. Hansi Brenner
3. Franz Brugger
4. Ulrich Dönnisen
5. Anton Faltner
6. Ludwig Faltner
7. Fritz Haindl
8. Andreas Herfurt
9. Guntram Nussbammer
10. Nikolaus Prachtel
11. Josef Zornacher

Stubber würde also bis zum Schluss ausharren müssen, draußen vor der halbhohen Mauer, sein Sepp war die Nummer elf.

6.

Die Explosion war kein Unfall, darüber war man sich bald einig gewesen.

Hätte das Bergdorf abgestimmt, es hätte Guntram Nussbammer zum Täter gewählt.

In den drei Wochen nach dem Unglück hatten sich die Witwen und Angehörigen auf dem Dorfplatz getroffen. Immer um die Mittagszeit herum, wegen der Temperaturen im Oktober. Man umarmte einander, man redete in kleinen Gruppen oder saß schweigend, manchmal weinte jemand leise. Eine geflüsterte Stimmung.

Pfarrer Georg war stets dazugekommen, hatte dann von Jammer und Elend gesprochen, aber auch von Kraft und Zuversicht, behutsam sogar von Zukunft. Einmal legte er einen Arm um Frau Nussbammer, weil er gesehen hatte, dass sie am Brunnen hockte und alle paar

Sekunden den Kopf zur Seite warf, als wolle sie Wasser aus den Ohren schütteln. Ihr Mann war eines der Opfer.

»Ich höre dauernd so ein Rascheln«, meinte sie.

»Das sind die Nerven, Frau Nussbammer, oder einfach nur der Herbstwind, die Blätter«, versuchte er sie zu beruhigen.

»Nein, es ist das Tuscheln der Leute. Sie sagen, es war mein Mann.«

»Keiner sagt das.«

»Alle sagen das.«

»Vielleicht hat sich das Nitroglyzerin von selbst entzündet.«

»Im Oktober, Herr Pfarrer?«

»Vielleicht war es jemand von außen, ein Fremder.«

»Oder doch der Meinige?«

Die Witwe hatte den Namen ihres Mannes immer wieder erlauscht, bald hier, bald dort, aber sobald sie sich dazugesetzt hatte, hatte man sofort über jemand anderen gesprochen. Aus Rücksichtnahme. Man wollte der Nussbammerin nicht noch zusätzlich wehtun. Wie die Frauen es überhaupt unterließen, sich gegenseitig zu bezichtigen, einen Selbstmordattentäter zum Mann gehabt zu haben. Unvorstellbar, dass eine von ihnen mit einer Person unter einem Dach gelebt hatte, die imstande gewesen war, sich selbst zu töten und dabei zehn weitere Seelen mitzunehmen.

Beinahe jeder der Männer kam infrage. Je länger man sich mit ihren Leben beschäftigte, desto absonderlicher erschienen sie im Nachhinein. Aber keinesfalls wollte man damit behaupten, dass dieser oder jener zu solch einer Tat wirklich fähig gewesen wäre. Man redete bloß. Die eine meinte dies, die andere jenes, eine Dritte meinte, »Ich meine ja nur«, so ging es reihum, bis die Letzte sagte: »Ich will nichts gesagt haben.« Auf diese Weise war allmählich eine Liste von Kandidaten entstanden. Keiner war gesichert, aber eine gewisse Wahrscheinlichkeit gab es schon.

Der Nussbammer war für niemanden der Hauptverdächtige, doch stets landete er auf Platz zwei oder drei oder vier. Auszuschließen war er jedenfalls nicht. So wurde Guntram Nussbammer zur Schnittmenge, zu ihrem gemeinsamen Nenner.

»Ein merkwürdiger Vogel.«

»Schrullig.«

»Es hat immer Licht gebrannt bei dem, geschlafen hat der nie.«

»In seiner Werkstatt hat es ständig geknallt.«

Dergleichen wurde am Dorfbrunnen getuschelt.

Ein bisserl verrückt war er schon, hätte Frau Nussbammer ihren Mann jetzt verteidigt, wenn sie diese geflüsterten Sätze gehört hätte, aus diesem Grund hab ich meinen Nussi geheiratet.

Falsch, hätte man ihr dann erwidert, den Großgrundbesitzer, den Hauptaktionär der Klamm GmbH, sein Geld hast du geheiratet.

Nein, hätte sie nun liebevoll geantwortet, seine Seele hab ich geheiratet, er war ein wundervoller Mensch.

Aber mit Frau Nussbammer sprach niemand über den Nussbammer.

Ein Bastler und Tüftler war er gewesen, ganze Nächte werkelte er in seinem Schupfen vor sich hin, fabrizierte dabei die seltsamsten Dinge: Hühnerställe mit regulierbaren Feuerwänden gegen Füchse, eine Gewitterorgel, eine Phosphorheizung, einen batteriebetriebenen Mähdrescher, Flammenwerfer zur Bodendüngung und nicht zuletzt die Klangschaukel für den kleinen Spielplatz hinter dem Gotteshaus.

Die verbleibende Zeit verbrachte er mit seiner Frau. Sie war sein Mensch. Er der ihre. Sie genügten einander. Die beiden verließen den Hof nur ungern, schöner war es nirgendwo. Zuletzt hatte er sich noch für ihren zwanzigsten Hochzeitstag an einer selbst gebauten Liebeserklärung versucht, ein raketenbetriebenes Herz, das er in den Nachthimmel schicken wollte. Bei der Fertigung der winzigen Brennelemente aber war eine Kleinigkeit schiefgegangen, und die Decke des Schupfens hatte Feuer gefangen. Seine Frau war aus dem Schlaf gerissen worden und angsterfüllt zu ihm gerannt, da hatte Nussi den Brand bereits gelöscht gehabt.

»Versuch und Irrtum sind Brüder«, hatte er gesagt und mit verrußtem Gesicht gegrinst, »ihr Familienname ist Scheitern.«

Auch dafür hatte sie ihn geliebt.

Die Eröffnung seines Testaments jedoch hatte Frau Nussbammer unangenehm überrascht. Zwar ging das Vermögen größtenteils an sie, die beiden Kinder aus seiner früheren Ehe bekamen ihren Pflichtteil, das hatte sie nicht anders erwartet, aber es gab zwei zusätzliche Passagen:

Erstens solle man seine Werkstatt auflösen, dann den Schupfen abreißen.

Zweitens wollte er eine Feuerbestattung.

Einem letzten Willen widersetzt man sich nicht, dachte sie gleich. Doch Punkt eins war irritierend, als habe ihr Mann etwas zu verbergen gehabt, und Punkt zwei bedeutete eine Urne. Diesem Wunsch konnte sie nicht nachkommen. Die Witwen hatten sich am Dorfplatz längst auf ein Sammelbegräbnis geeinigt, ausschließlich Erdbestattungen, aus Gründen der Tradition und des Glaubens. Da mochte sie nicht ausscheren, nicht als was Besonderes dastehen.

In ihrer Not war sie ins Tal hinuntergelaufen und hatte mit den zuständigen Bestattern gesprochen. Ob es möglich sei, eine Urne zu bestatten. Also eine Urne in einem Sarg.

»Ja«, meinten die gleich, »wir sind froh um jedes Kilo.«

Als Frau Nussbammer dann zum Dorf zurückgestiegen war, hatte sie mit einem Mal gedacht: Vielleicht war es kein Unglück, kein Attentat, kein Selbstmord, sondern eines seiner Experimente. Zuzutrauen war es ihrem Nussi.

Die Hand jedenfalls hätte sie nun für ihn nicht mehr ins Feuer gelegt.

7.

Anna Anzengruber am 15. April 1979

Sehr geehrter Herr Sprengmeister,

es interessiert Sie vielleicht, wie es Ihrem Sohn geht. Heute hatte er seinen ersten Geburtstag. Ich habe ihm ein paar wärmende Sachen gestrickt, von Pfarrer Georg hat er ein selbst geschnitztes Spielzeug bekommen. Auch das Dorf hat Geschenke gegeben, sogar aus den benachbarten Hochtälern hat man Kleinigkeiten vor die Tür gelegt. Am meisten hat er sich über den Bananenkuchen von Rachel Brugger gefreut. Den hat er fast alleine gegessen. Er ist jetzt 8 kg schwer, 72 cm groß. Und hübsch ist er! Sein zarter Körperbau und vor allem die sehr helle Haut erinnern an seine Mutter.

Ich möchte Sie zwei Dinge wissen lassen:

Wir haben gewartet und gewartet, ob Sie sich melden. Vergangene Woche haben wir dann die Taufe vorgenommen. Ihr Sohn heißt LUKA.

Die Idee kam von Pfarrer Georg, weil der Kleine dauernd vor sich hin brabbelt. Er erinnere ihn an Lukas, meinte er, den großen Geschichtenerzähler in der Bibel. Wir haben dann den letzten Buchstaben weggelassen, damit der Name mit einem a endet, wie der seiner Mutter.

Ihr Sohn hat in seinem ersten Lebensjahr oft gekränkelt. Bis heute haben wir eine Heidenangst, mit dem Jungen könnte etwas nicht in Ordnung sein. Einmal wollte ich ihn streicheln und habe ihm mit dem Finger das Rückgrat entlanggestrichen, da hat er sich bewegt wie eine Eidechse. Seine Haut fühlte sich ganz kalt an. Schon bei seiner Geburt war er viel zu kalt. Manchmal ist er zu heiß, manchmal zu kalt, ich habe das Fieberthermometer öfter in der Hand als die Bibel. Der Arzt aber meinte, es sei alles normal, bei Kleinkindern schwanke die Körpertemperatur gerne. Wir sollten das im Auge behalten.

Ich kann Ihnen versichern, dass wir uns um diesen Sonnenschein kümmern, als wäre es unser leiblicher Sohn. Leider habe ich in diesem Leben keine eigenen Kinder bekommen können, deshalb muss ich vieles bei anderen Müttern erfragen oder in einem Handbuch nachschlagen, aber mittlerweile mache ich das ganz gut, sagen zumindest alle.

Mit freundlichen Grüßen
Anna Anzengruber

Postskriptum: Anbei finden Sie eine Vollmacht, die ich Sie bitte zu unterzeichnen. Das Amt hat mir bislang nur vorübergehend Rechte eingeräumt.

Nachdem Anna viele Tage keine Antwort erhalten hatte, war sie ins Tal hinuntergelaufen, bis zu dem abgelegenen Haus des Sprengmeisters draußen vor der kleinen Stadt. Eine Freundin bei der Gemeindeverwaltung hatte ihr die Adresse auf einem Zettelchen zugesteckt.

Der Garten war verwildert, der Briefkasten quoll über, hier war seit geraumer Zeit niemand mehr gewesen. Also hatte sie sich bei den umliegenden Höfen erkundigt. Nein, dieser Eigenbrötler sei wie vom Erdboden verschluckt, seit über einem Jahr bereits. Seine Frau oder Geliebte, oder was das gewesen sei, ebenfalls. Seltsam. Zuletzt habe man ihn am Bahnhof gesehen, da sei er in den Fernzug gestiegen. Diese Information stamme allerdings nur aus zweiter Hand. Mehr wüssten sie leider nicht. Dem sei in der Fremde gewiss etwas zugestoßen, vielleicht habe er sich etwas angetan, ein Wunder wäre das nicht, bei dieser Art Charakter, aber das nur nebenbei bemerkt.

Anna bedankte sich recht herzlich für die Auskünfte, und ihr war ganz leicht ums Herz, als sie wieder ins Dorf hinaufstieg.

8.

Die drei Frauen hielten noch immer auf den Zigeunerhügel zu. Bald würden sie am Fuß der Anhöhe anlangen. Sie gingen mit gebeugtem Nacken, die Stirn voran. Stubber konnte keines der Gesichter erkennen.

Plötzlich blieben sie stehen. Nahezu gleichzeitig. Als habe jemand ein Kommando gegeben. Sie verharrten regungslos, hielten die Köpfe gesenkt. Man hätte denken können, es wäre die Trauer, die sie niederdrückte, doch von diesen Körpern ging eine seltsame Aufmerksamkeit und Spannung aus. Diese Frauen bewegten sich nicht, sahen bloß zu Boden, ihre Konzentration aber galt ihm, das spürte er. Wie Tiere, die in die Dunkelheit hineinhorchen.

Stubber wurde unbehaglich.

»Was wollen die?«, fragte er tonlos. Vielleicht sollte er

zu ihnen gehen, sie ansprechen. Sofort verwarf er diesen Gedanken wieder. Er wollte sich nicht lächerlich machen.

Mit einem Mal glaubte er, die Antwort zu kennen. Er hatte den Tag außerhalb des Kirchengeländes, hinter der halbhohen Friedhofsmauer zugebracht und die Blicke der Trauergäste bemerkt, abschätzige, böse Blicke. Für einen wie ihn hatten sie nur Verachtung übrig. Ein Mann, der seinen Sohn nach der Geburt einfach zurückgelassen, den Säugling nicht einmal in die Arme genommen, sich seit mittlerweile sieben Jahren nicht bei der Ziehmutter gemeldet hatte und sich auch finanziell nicht kümmerte, den duldeten sie nicht in ihrer Nähe. Schon gar nicht an solch einem Tag. Weder auf dem Friedhof noch im Dorf und selbst auf den Anhöhen davor nicht. Deshalb waren sie ihm gefolgt, deshalb standen sie jetzt dort unten wie aufmerksame Wächter. Der Zigeunerhügel war die Grenze. Er sollte abziehen, in die Berge hinauf. Und über alle Berge hinweg.

Stubber schmunzelte. Von den Frauen ließ er sich nicht vorschreiben, wohin er zu gehen hatte. Wie zum Zeichen verschränkte er die Arme vor der Brust. Albern, dachte er und nahm sie wieder herunter. Zurückweichen aber würde er keinesfalls. »Der Kopf bleibt auf den Schultern«, hatte sein Vater immer gesagt. Nein, von diesem Fleck würde er sich nicht fortbewegen, keinen Millimeter, bis Sankt Nimmerlein. Er konnte warten. Bald mussten sie von ihm ablassen.

Diese Witwen waren müde, völlig erschöpft, sie hatten in der vergangenen Nacht nicht geschlafen, nicht schlafen dürfen, das wusste er, schließlich kannte er den Brauch dort oben in den Hochtälern.

Verstarb ein Mann aus den Bergen, ein gebürtiger Bergler, dann galt es am Vorabend der Beerdigung, ihm die Sachen zu packen. Ein letzter Dienst. Wer dem Toten am nächsten gestanden hatte, musste diese schmerzvolle Arbeit verrichten. Zumeist war dies die Witwe, doch auch Mutter oder Tochter durften es sein, in Ausnahmefällen sogar dessen langjährige Freundin, keinesfalls ein Mann. Bei Einbruch der Dunkelheit musste sie sämtliche Gegenstände, die ihm zu Lebzeiten etwas bedeutet hatten, vor die Tür des Hauses bringen. Seinen Stuhl, seine Jacke, sein Werkzeug, seinen Kamm, sein Fahrrad, manch eine trug das gesamte Zimmer hinaus. Zuletzt kam noch ein Rucksack dazu. Eine liebevolle Brotzeit, ein wenig Tabak und Bier, auf jeden Fall das Taschenmesser. Abschließend wurde ein himmelblaues Hemd darübergebreitet. Damit er vor dem Himmelspförtner passend gekleidet erscheinen konnte.

Dann schloss sie die Haustür, setzte sich dahinter und wartete. Bis er kam. Um ihm das letzte Lebewohl zuzurufen.

Es waren dann aber Freunde oder Nachbarn, die die Sachen forttrugen und auf immer verschwinden ließen. Dabei hantierten sie so geräuschvoll als möglich, denn es war schon vorgekommen, dass eine Frau hinter der Tür eingenickt war und den letzten Gruß verpasst hatte. Solch eine Person galt fortan im Dorf als kalt. Die kalte Person die.

Eine entsprechende Gepflogenheit bei weiblichen Verstorbenen gab es nicht, hatte es in den Bergen nie gegeben.

Im Tal kannte man derlei Traditionen längst nicht mehr. Man holte einen Container.

Diese Frauen hatten eine schlaflose Nacht hinter sich, bald würden sie umkehren, von ihm ablassen, dachte er, ablassen müssen.

9.

Nachdem Stubber damals aus der Großstadt in das Tal zurückgekehrt war, hatte er sich in den ersten Monaten nicht wieder zurechtgefunden. Als habe die Fremde ihn angesteckt.

Zwar waren die Berge noch dieselben gewesen, aber sie bargen ihn kaum noch. Ein vertrauter Felsenhof, so hatte er sie zuvor stets empfunden gehabt, jetzt sah er in ihnen riesenhafte Grenzsteine. Ebenso die Menschen. Auch sie waren unverändert gewesen, verlogen, stumpfsinnig und heimtückisch. Doch wo er sich früher mit ihnen auseinandergesetzt und gestritten, gegen die Alten aufbegehrt und mit den Jungen geprügelt hatte, da schien ihm heute jedes Wort vergeudet. Sie waren ihm gleichgültig geworden. Mit dem Tod der Eltern hatte das Tal seine Seele verloren.

Also hatte er das Haus nur selten verlassen, war stattdessen auf der Ofenbank gesessen und hatte gewartet, dass sein Vater an den Tisch kam oder seine Mutter durch die Zimmer rief. Aber die Räume waren totenstill geblieben, der väterliche Stuhl verwaist. In diesen Tagen war ihm gewesen, als flösse das Blut zäh wie Teer durch seine Adern, beschwerte seine Glieder, verhinderte jede Regung.

Auch seine Gedanken waren nun träge und schwarz geworden. Alles war wertlos, sinnlos, aussichtslos.

Nicht zuletzt sein Vorhaben, in die Fußstapfen des Vaters treten zu wollen. Um von der Sprengerei leben zu können, brauchte es nicht nur handwerkliches Vermögen, Sorgfalt und Zuverlässigkeit, man musste auch mit den Auftraggebern reden, sich mit den Bauleitern besprechen, sich mit den anderen Gewerken abstimmen, vielleicht sogar mit ihnen hin und wieder ein Bier trinken, sich zumindest einigermaßen umgänglich zeigen. Dazu besaß er kein Talent. Er brauchte nur einen Blick auf das Telefontischchen im Flur zu werfen. Darauf lag noch immer das Auftragsbuch seines Vaters, es war prall gefüllt und zerfleddert, daneben sein eigenes, kaum benutzt, die Einträge ließen sich an den Fingern abzählen. Sein Auskommen war bescheiden, es reichte kaum für eine anständige Mahlzeit, und dennoch, es war ihm genug. Aber was, wenn er eines Tages eine Familie ernähren wollte? Was, wenn die Anfragen noch spärlicher kämen? Vielleicht sollte er wieder studieren? Oder zumindest einen anderen Beruf ergreifen? Vielleicht sogar für immer fortgehen, das Häuschen verscherbeln und … Fragen, die in jenem Trauerjahr immer lauter und lauter geworden waren.

Da klingelte eines Tages das Telefon.

Stubber zuckte zusammen, hob erst nach einer Weile ab.

»Ja?«

Ein Mann mit tiefer Stimme war am Apparat. Er stellte sich nicht vor, meinte bloß, er sei der Geschäftsführer des landesweit größten Unternehmens zur Gewinnung von Mineralien und Naturstein. Stubber wisse nun vermutlich, wer da in der Leitung sei. Dann räusperte er sich, um zu zeigen, dass er es nicht ganz ernst gemeint hatte. Also, fuhr er fort, es gehe um Folgendes: Der Krankenstand in seiner Firma sei nicht mehr normal, aber was sei in diesen Zeiten noch normal. Ob der Herr Sprengmeister kurzfristig, nämlich heute und zwar sofort, aushelfen könne. Die Logistik komme sonst völlig durcheinander.

»Wann soll ich da sein?«, fragte Stubber erfreut.

»Wenn Sie jetzt losfahren, bleiben Ihnen vor Ort zwei Stunden.«

»Ah.«

»Sie haben ein Auto?«

»Ja«, log er.

»Und«, fügte der Geschäftsführer noch an, »wenn das mit Ihnen passt, dann passt das in Zukunft sicher auch häufiger.«

Eine Chance, die sich Stubber nicht entgehen lassen durfte. Er rief ein Taxi, arbeitete noch schnell ein paar Zündstangen sprengfertig vor, packte sie in seine lederne Umhängetasche und fuhr zu dem Steinbruch, den man ihm genannt hatte, eine halbe Autostunde entfernt. Schnell, aber auch sorgfältig wollte er trotz des Zeitdrucks arbeiten, nahm er sich vor.

Fürsorglich lieben
sorgsam denken
sorgfältig arbeiten
sorglos schlafen

stand auf dem gehäkelten Tüchlein unter dem Telefon. Die Eltern hatten es zur Hochzeit geschenkt bekommen.

Als er beim Steinbruch anlangte, bat er den Taxifahrer zu warten, zwei Stunden würde er wohl brauchen.

»Die Kosten fürs Warten sind höher als das, was Sie hier verdienen«, meinte der bedauernd.

»Ich weiß, aber dieser Auftrag könnte alles verändern.«

»Na dann«, antwortete der Mann und schraubte die Sitzlehne zurück.

Stubber stieg aus dem Wagen, stellte die Warnschilder

auf, ein paar rote Fahnen dazu, setzte die Bohrlöcher, brachte das Dynamit ein, verlegte die Kabel, schloss die Zünder an.

All das tat er mit Bedacht, mit großer Vorsicht, nichts und niemand durfte Schaden nehmen, alles musste exakt so laufen, wie es geplant war, als Sprengmeister gab es kein Ungefähr. Zuletzt der Kontrollgang, abschließend das Signalhorn. Und dann, wie es ihm einst sein Vater eingeschärft hatte, nochmals ein Blick.

Da sah er: Es hockte etwas auf dem Geröll vor den Felsen. Aus der Entfernung war es nicht genau auszumachen. Ein Tier, nein, ein Wanderer, dachte er, ein Schaulustiger, lebensmüde.

»Weg da!«, brüllte er aus Leibeskräften. »Gehen Sie weg!«

Die Person schien ihn nicht zu hören. Er rannte auf sie zu.

»Weg! Machen Sie, dass Sie wegkommen, weg!«

Jetzt war er nur noch wenige Meter entfernt.

»Hallo, hören Sie schlecht?«

»Nein.«

Verwundert verlangsamte er seinen Schritt, fragte in ihren Rücken: »Warum reagieren Sie dann nicht?«

»Man muss nicht immer reagieren, man muss nicht immer antworten.«

Die Stimme einer Frau. Er trat vor sie hin.

Und spürte einen Schlag.

Daran erinnerte sich Stubber noch heute, an diesen Moment, da er diesem Wesen das erste Mal gegenübergestanden hatte. Ein dumpfer Schlag war das gewesen, aus heiterem Himmel, vor die Brust.

»Es heißt, die Liebe trifft einen wie ein Blitz, das stimmt«, hatte er ein paar Tage später seinem Sepp davon berichtet, »aber der Einschlag ist gar nicht schön, er tut weh. Es brennt höllisch, minutenlang.«

Er sah sie an. »Sind Sie verrückt, haben Sie die roten Fahnen nicht gesehen? Und da, die Warnschilder: *Achtung! Sprengarbeiten!*«

»Doch, habe ich«, sagte sie, ging aus der Hocke und stellte sich ihm gegenüber. »Guten Tag!«

Sie war einen Kopf kleiner als er, und auf diesem Kopf wuchsen die verrücktesten weißen Locken, die er je gesehen hatte, darunter blinzelten schelmische Augen gegen die Sonne.

»Sie könnten jetzt tot sein«, sagte er und versuchte, die Schärfe in der Stimme zu halten. »Bitte gehen Sie, ich muss hier sprengen, der Abtransport ist in dreißig Minuten, dann kommt der Lkw, es hängt eine wichtige Logistik daran.«

Habe ich wichtige Logistik gesagt?, dachte er.

»Es bleiben mir also noch neunundzwanzig Minuten.« Sie setzte sich wieder auf die Steinbrocken.

»Bitte gehen Sie hinter die Absperrung. Von dort aus können Sie gerne zusehen.«

»Sie halten mich für eine Schaulustige?«

»Was sonst?«

»Sie haben recht. Es ist eine große Lust zu schauen, finden Sie nicht?«

Stubber hatte nicht zugehört, es brannte in seiner Brust, höllisch schön.

»Es eilt wirklich«, meinte er bloß.

»Die Logistik, verstehe. Jetzt sind es nur noch achtundzwanzig Minuten, richtig? Wären Sie so lieb, mir ein paar davon zu schenken?«

»Wie?«

»Ich möchte Ihnen etwas erzählen.« Sie klopfte mit der Hand auf den Stein neben sich. »Aber ich spreche nicht gerne nach oben.«

Stubber zögerte, dann tat er, als setze er sich widerwillig.

Sie begann zu erzählen.

»Meine Familie zu Hause, seit Generationen sind wir Steinmetze. Ob Frauen, ob Männer, jeder arbeitet in unserem kleinen Betrieb mit, jeder macht alles, von klein auf. Als ich acht oder neun Jahre alt war, dachte ich, ich möchte diesen Beruf nicht haben. ›Mama und Papa sind nie da, sie arbeiten immer nur‹, habe ich mich meiner Großmutter anvertraut, ›als Steinmetz kann man sich nicht um Kinder kümmern, aber das ist doch auch wichtig. Außerdem ist Steineklopfen langweilig.‹ Meine Babuschka lachte aus vollem Hals, wurde gleich wieder ernst und meinte dann: ›Wir klopfen keine Steine, nein, wir sind keine Steinmetze, und wir sind keine Bildhauer, keine Skulpteure und schon gar nicht Künstler, wir sind Befreier! Ja, wir legen frei. Was im Stein verborgen ist, ganz innen drin, tief versteckt. Das ist unsere Arbeit. Wir machen nur das Außen weg, wie vorsichtige Archäologen. Wir sind Steineretter! Und diese Arbeit ist genauso wichtig wie Kinder, Sagrowischja.‹ Mit ihren schönen, alten Fingern deutete sie dann auf all die Rohlinge und Quader in unserem Hof. ›Musst nur genau gucken‹, hat sie mir ins Ohr geflüstert, ›du wirst staunen, Sagrowischja, was man alles entdecken kann! Es ist eine Lust zu schauen!‹«

»Sie heißen Sagrowischja?«, unterbrach er sie.

»Meine Minuten sind vorbei, wollten Sie das sagen?«

»Nein, ich war nur neugierig. Entschuldigung.«

»Es ist ein Kosename, er bedeutet Juwel oder Schatz.«

»Ah.«

»Jetzt verschwinde ich besser, bevor Sie mich zum Himmel jagen.« Sie machte Anstalten zu gehen.

»Nein«, gab er zurück. »Bitte bleiben Sie.«

Sie hielt ihn für einen groben Kerl, der Felsen zerstörte und die versteckten Dinge darin vernichtete, dachte er.

Nein, diese Sprengung würde er niemals vornehmen, diese Arbeit konnte er nicht fortsetzen, sein Auftragsbuch musste warten. Von Weitem hörte er den Lastwagen, der zum Aufladen und Abtransport des Materials über die Schotterstraße holperte.

»Sehen Sie das Taxi dort drüben?«, sagte er und stand auf. »Darf ich Sie mitnehmen?«

»Sie sprengen nicht?«

»Nein«, antwortete er.

»Dann gern«, antwortete sie und stellte sich neben ihn. »Wo fahren wir hin?«

Als sie das Taxi erreicht hatten, tippte Stubber dem Fahrer auf die Schulter.

»Zum Kleinen Kaiser, bitte.«

10.

Die Explosion hatte sich nachts um 1.32 Uhr ereignet. Am Vormittag bereits hatte die Polizei den Sprengmeister aus dem kleinen Haus am Stadtrand geholt und auf die Wache mitgenommen. Im Anschluss an die Befragung telefonierten die Beamten mit der Justizbehörde. Ihrer Meinung nach bestand durchaus ein Anfangsverdacht.

Der junge Staatsanwalt hatte das Telefonat schnell beendet. Er war erst seit Kurzem in dieser Gegend tätig und konnte im Dialekt der Einheimischen bislang nur gebellte Urlaute erkennen.

»Besser ich komme persönlich bei euch vorbei.«

Keine fünf Minuten später war er auf der Polizeistation erschienen.

»Darf ich Ihnen etwas vorlesen?«, hatte er Stubber begrüßt, »*Handbuch für Sprengmeister*, aus dem Jahr 1954.«

Stubber saß auf einem Stuhl, hatte den Kopf gesenkt, blickte zu Boden.

Verboten ist es, sprengbare Materialien in einem zum Aufenthalt von Menschen bestimmten Gebäude unterzubringen. Hingegen muss ein Tagesdepot errichtet werden, wenigstens 75 Meter davon entfernt. Hierfür eignen sich zuvörderst Stahlbehältnisse, die an schattigen Stellen aufgestellt oder besser noch ins Erdreich eingelassen sind. Dort sind die sprengkräftigen Zündmittel, die Kapselzange, das Signalhorn, der Ladestock, nicht aber die Zündschnur zu verwahren. Tür und Schloss zum Tagesdepot haben mutwilliger Beschädigung standzuhalten.

Der Staatsanwalt beugte sich zu ihm hinunter.

»Dreißig Jahre alt, das Büchlein, gilt aber noch immer.«

»Ja.«

»Es gab ein Tagesdepot in vorschriftsmäßigem Abstand zur Weiberer-Hütte. Aber Sie haben es nicht genutzt?«

»Nein.«

»Schlüssel vergessen?«

»Sie sind ein Lustiger?«, antwortete Stubber und hob kurz den Kopf. Er hatte Tränen in den Augen.

»Ja, bin ich«, meinte der Staatsanwalt, ging zum Tisch des protokollnehmenden Polizisten hinüber, deutete auf das Blatt in der Schreibmaschine. »Darf ich?«

Ohne eine Antwort abzuwarten, zog er es heraus, überflog es kurz, wandte sich wieder dem Sprengmeister zu.

»Entschuldigung, ich habe gar nicht gesagt, wie ich heiße. Ist auch nicht wichtig. Ich bin nämlich bloß der Staatsanwalt, Sie müssen mir hier keine Auskunft geben, nur …«, er blickte auf das Protokoll in seinen Händen, schüttelte dabei den Kopf, »helfen Sie mir, ich verstehe das nicht, wie stelle ich mir das vor? Sie wollten heute Morgen eine Sprengung in den Bergen vornehmen, deshalb sind Sie gestern schon zu der Hütte gelaufen, um dort zu übernachten, richtig? Aber als Sie dann so gegen 21 Uhr auf diesem Plateau ankommen, da sehen Sie: Oh, eine Feier. Vor lauter Freude werfen Sie Ihre Tasche mit dem Dynamit in die Ecke und tanzen mit?«

»Genau so war es«, antwortete Stubber.

»Dann widersprechen Sie mir doch. Wo haben Sie den Sprengstoff verwahrt?«

»An der Rückseite der Hütte war eine kleine Wellblechbaracke angebaut. Ein Verschlag zur Lagerung von Materialien, dort habe ich die Tasche abgestellt«, sagte Stubber leise.

»Langsam«, warf der Staatsanwalt ein, »für mich ganz langsam. Was war denn da drin, in diesem Lager?«

»Sand, Zement, Werkzeuge, Schweißgerät, Schneefräse, Stahlträger, Seilwinden.«

»Wofür?«

»Für die Klamm.«

»Zu meiner Schande muss ich gestehen, da oben war ich noch nicht, ich wandere nicht gern, ich bin eher ein Mann fürs Flache. Außerdem … seit ich diese Kanzlei übernommen habe … die Arbeit frisst mich auf.«

»Keine Angst«, warf einer der Polizisten ein, »das gibt sich von allein.«

Die Runde lachte, Stubber nicht.

Er saß vornübergebeugt, hielt sein Gesicht tief in den Händen vergraben.

»Und für eine Felsenschlucht braucht man so eine Werkzeugbaracke?«, gab sich der junge Staatsanwalt weiter interessiert.

Stubber antwortete nicht. Gleich half einer der Beamten aus.

»Im Winter gehen Lawinen ab, das Gestein birst, es gibt gewaltige Felsstürze. Die Steige und Holzbrücken, die durch die Klamm führen, sind witterungsanfällig. Jedes Frühjahr muss ausgebessert, zum Teil erneuert werden. Die Arbeiter haben immer in der Weiberer-Hütte übernachtet.«

»Und zu dieser Mannschaft gehört immer auch ein Sprengmeister?«, fragte der Staatsanwalt und beugte sich zu Stubber hinunter. »Hören Sie mich?«

»Ja«, antwortete er mit tränenerstickter Stimme, »ich arbeite dort jedes Frühjahr.«

»Aber wir haben Oktober.«

»Die Klamm GmbH beauftragt mich mehrmals im Jahr.« Es fiel ihm immer schwerer zu antworten. »Ich sollte einen überhängenden Felsen sprengen, Kalkstein, er war erodiert. Es verläuft eine Materialbahn oberhalb der Klamm, die Stützpfeiler sollten nicht getroffen werden.«

»Verstehe.« Der Staatsanwalt nahm das Vernehmungsprotokoll wieder zur Hand, las ein paar Zeilen, schüttelte dann erneut den Kopf. »Aber das hier verstehe ich gar nicht. Sie sagen aus, Sie hatten Ihren Sprenghelfer dabei. Josef Zornacher.«

Stubber schwieg.

»Er ist unter den Toten.«

Stubber zitterte.

»Sie kannten ihn? Ein Freund von Ihnen?«

Stubber krampfte die Hände ineinander.

»Ich habe mich über ihn erkundigt …«, machte der Staatsanwalt unbeirrt weiter, »einen äußerst seltsamen Sprenghelfer haben Sie sich da ausgesucht. Dieser Josef Zornacher war ein, wie soll ich sagen, ein bedauernswertes Geschöpf. Wie heißt das? Ein Mensch mit geistiger Behinderung, ein Dödelchen eben.«

Da sprang Stubber auf, packte den Staatsanwalt am Revers und schrie ihm ins Gesicht. »Ein Wort noch, und ich schlag dir die Zähne aus.«

Sofort griffen die Polizisten ein. Nach einem kurzen Kampf hatten sie ihn überwältigt, führten ihn in

Richtung der Arrestkammer, die sich am Ende des Korridors befand.

»Sie übernachten heute hier, Sprengmeister«, rief ihm der Staatsanwalt hinterher, »wir machen morgen weiter, wir zwei Hübschen.«

11.

Jener allererste Auftrag, damals, als man ihn mit der Sprengung des Felssturzes knapp unterhalb des Bergdorfs betraut hatte, war reibungslos verlaufen. Von außen betrachtet kein Unterschied zwischen dem alten und dem neuen Sprengmeister. Der Leiter des Straßenbauamts jedenfalls war mit dem »Junior« über die Maßen zufrieden gewesen. Dass ein gescheiterter Student derart fleißig und sorgfältig, verantwortungsbewusst und schnell arbeiten würde, das hatte er, ehrlich gesagt, nicht erwartet. »Nicht von schlechten Eltern«, hatte er sich anschließend telefonisch bei ihm bedankt, »dein Vater war wie du. Ein bisschen redseliger zwar und umgänglicher, aber in der Arbeit, das sagen alle, da seid ihr vollkommen gleich. Ja«, hatte er gesagt und gelacht, »der Affe fällt nicht weit vom Stamm!«

Stubber hatte grußlos aufgelegt. Er hatte im Flur gestanden und gebrüllt: »Wacki!« Minutenlang nur dieses Wort. Der Kosename, den ihm seine Mutter einst gegeben hatte, als er seine ersten wackeligen Schritte getan hatte. Dem Verlust seiner Eltern wollte er nicht gewachsen sein.

Anna Anzengruber hingegen, die Hauswirtschafterin des Pfarrers, war mit »diesem Herrn« weniger zufrieden gewesen. Eine Dorfkirche war kein Hotel. Ein paar Blumen hätte sie sich als Dankeschön schon erwartet. Drei volle Wochen war der bei ihr aus und ein gegangen und hatte kein einziges Mal mit ihr geplaudert. Ein Wunder, dass er überhaupt ein »Grüß Gott« über die Lippen brachte. Ein Benehmen jedenfalls kannte der keines. Ein mürrischer, maulfauler Stockfisch war das, ihre Meinung, Punkt.

Als nun, kaum ein Jahr später, der Amtsleiter erneut anfragte, lehnte sie höflich ab, das Zimmer sei Hilfesuchenden vorbehalten und nicht eine Schlafstatt für ungehobelte Arbeiter und Handwerker. Der Sprengmeister wohne doch im Haus seiner Eltern im Tal, täglich zwei mal zwei Stunden Fußmarsch seien für den Herrn gewiss keine Zumutung, schließlich sei er noch jung und habe Kraft. Übrigens auch in den Lenden, wie ihr zu Ohren gekommen sei. Ja, es gäbe da seit ein paar Monaten eine fremde Frau an seiner Seite. Und was man über dieses Verhältnis erfahre, heiliger Himmel, eine Schande für das ganze Tal sei das. Ob der Herr Amtmann noch nicht Wind davon bekommen habe? Dann müsse sie es ihm wohl oder übel erzählen. Das hübsche kleine Häuschen seiner Eltern, das habe der verrückte Herr Sohn entkernt, ja, sämtliche Zwischenwände und Decken herausgerissen und nur die Trägerbalken stehen gelassen. Eine einzige Halle sei das jetzt. Alles offen, auch das Bad und die Toilette. Am Abend sei das Ganze dann stets von Kerzenschein erhellt. Romantisch. Nur leider keine Vorhänge, ja, keine Fensterläden, keine Vorhänge! Jeder könne also zusehen, wie er und seine Gespielin weiß Gott was trieben. Unglaublich, aber die zwei liefen darin unbekleidet umher und hauten irgendwelche Kunstwerke aus Marmorblöcken oder tanzten zu lauter Musik. Nein, nein, am Ende würde der noch das Gotteshaus entkernen oder an der Madonna nackt herummeißeln.

Der Amtmann hatte nur mit halbem Ohr zugehört, sich stattdessen überlegt, wie er diese prüde Alte umstimmen konnte. Also bot er ihr ein wirklich anständiges Entgelt an und obendrauf die kostenlose Reparatur der drei großen Schlitten, die beim Perchtenlauf zu Bruch gegangen waren. In der Straßenmeisterei liefe dergleichen unter der Hand.

Da hatte Anna nicht lange überlegen müssen. Für die Gemeinde tat sie alles. Die Menschen hier oben waren ihr

Leben, ihnen zuliebe arbeitete sie sich auf. Sie half, wo sie nur konnte. Auch die traditionellen Zusammenkünfte der umliegenden Bergtäler richtete sie aus. Die Kirchweih, das Aperschnalzen, die Maifeier, das Herz-Jesu-Bergfeuer, den Perchtenlauf, Jesu Auferstehung, Erntedank, das Tänzelfest für die Kleinen. Wer organisierte das Essen, wer die Masken, wer den Baum, die Kräuterboschen, die Schlitten und wer die Musik? Für alles war sie zuständig. Anna Anzengruber. Sie war das Herz da oben in den Bergen.

Als sie ihm jetzt die Tür öffnete, staunte sie nicht schlecht.

Ihr war der Sprengmeister angekündigt worden, nicht aber eine zweite Person. Eine junge Frau. Natürlich war das diese Liebschaft, von der die ganze Gegend sprach. Händchen haltend standen die beiden vor ihr. Warum hatte er sie mitgebracht? Hielten sie es keine Sekunde ohne einander aus?

Liebeskrank, dachte sie und empfand im selben Moment eine Art Neid. So kannte sie sich nicht. Das waren zwei Süchtige, die sich in ihrer Not aneinanderklammerten, offenbar konnten sie nicht für sich alleine stehen, versuchte sie, diesen Anblick abzuwerten. Doch das Gefühl blieb.

Die beiden durften keinesfalls zusammen in einem Zimmer schlafen, nicht neben dem Gotteshaus, rumorte es weiter in ihr. Außerdem, der Sprengmeister passte kaum unter der Tür hindurch, geschweige denn in das Bett der kleinen Kammer, es war schmal und kurz, das wusste er doch. Wie sollte das bitte gehen? Wollten sich die beiden etwa aufeinanderlegen? Am Ende waren die dabei noch laut.

Vor allem aber, die junge Frau trug keinen Ring am Finger. Ein schlampiges Verhältnis unter ihrem Dach, das wäre wohl die Krönung.

Wieder stutzte Anna. Auch so kannte sie sich nicht. Katholisch war sie geworden. Ein Glaube, der nur aus Strafe und Buße, Verbot und Kasteiung bestand. Stets hatte sie ihn, auch in den Gesprächen mit dem Herrn Pfarrer, geradezu verdammt. Nein, sie war nicht fromm, sie glaubte an keinen Gott und schon gar nicht an die Bibel. Und war doch Christin. Ich brauche keinen Mann, hatte sie neulich in der Küche zum Pfarrer gesagt, weder hier unten noch da oben.

Für sie gab es nur eine Macht und Kraft in der Welt, die Liebe. Aber nicht diese Liebe, wie sie hier vor ihr stand. Das war nur ein Bedürfnis. Eine Bestätigung des eigenen Werts. Eitel und selbstsüchtig. Wahre Zuneigung hingegen war selbstlos. Sie galt nicht einem Einzelnen, sondern allen Seelen, der gesamten Menschheit: Nächstenliebe. Die reinste aller Empfindungen. Jesus Christus.

»Grüß Gott«, sagte Anna.

Was war das für eine wundersame Frau? Beinahe ein Mädchen noch, mit einer hellen, fast farblosen Haut, schneeweiße Locken dazu. Sie trug ein gelbes Sommerkleid, das bis unter die Knie reichte, und Wanderschuhe. Der Körperbau war zierlich und doch muskulös, an den Armen traten die Sehnen hervor. Das Faszinierendste aber waren die Augen. Blass und wässrig. Wie diese Hunde, dachte Anna. Grönland, Norden, oder auch tiefer Osten. Im Biologieunterricht hatten sie einst Dias von fernen Menschen gezeigt bekommen, und die ganze Klasse hatte gelacht. Aber jetzt, da so ein Wesen tatsächlich vor ihr stand, war das schon verstörend. Eine fremde Schönheit, dachte sie, wie von einem anderen Stern.

»Guten Tag«, erwiderte Stubber endlich.

Kein Wort darüber, dass sie zu zweit gekommen waren, der Herr hielt es wohl nicht für nötig, sich zu erklären. Auch gut, dachte Anna und ging voraus in Richtung der kleinen Schlafkammer im hinteren Teil der Pfarrei. Als sie durch den langen Gang liefen, der Wohn- und Gotteshaus verband, fragte Anna etwas überlaut über die Schulter weg, woher das junge Fräulein denn stamme und wie es heiße. Um nicht unhöflich zu erscheinen, blieb sie kurz stehen und drehte sich um.

Vielleicht waren es nicht die richtigen Fragen, nicht die passende Art gewesen, ein unverbindliches Gespräch zu beginnen. Aber dass dieser Herr Ganz-was-Besonderes sie jetzt dermaßen herablassend ansah, als hätte sie sonst was gesagt, das gehörte sich einfach nicht. In ihrer Verlegenheit hatte Anna hinterhergeschoben: »Entschuldigen Sie meine Neugier.«

»Alaska«, antwortete Stubber knapp, »Name und Herkunft.«

»Ah«, sagte Anna, »Norden, hatte ich fast vermutet, Grönland, so was«, und wurde ein wenig rot an den Wangen.

Peinlich, dachte sie, ich bin eine Kuh.

Auf den letzten Metern zur Kammer war Anna dann wütend geworden, von wegen »Alaska«, so hieß niemand! Der nahm sie auf den Arm, das ungezogene Mannsbild, das unverschämte. So ging man nicht mit Frauen um, schon gar nicht mit ihr, Anna Anzengruber, vierundvierzig Jahre alt und immerhin einiges geleistet im Leben; er dagegen, ein verkrachter Kunststudent, jetzt ein billiger Sprengmeister, ein Anfänger noch dazu, worauf bitte bildete der sich etwas ein? Sollte der doch selber zusehen, wie er und sein Hascherl mit dem winzigen Bett zurechtkämen.

Hatte sie zu Anfang noch überlegt, von einem der Nachbarhöfe eine zweite Matratze zu besorgen, öffnete sie jetzt die Tür und meinte knapp: »Das ist das Zimmer.«

Da schrie die junge Frau plötzlich auf. Sie hielt sich den Unterleib und atmete schwer. Zu ihren Füßen, auf dem steinernen Boden hatte sich eine kleine Pfütze gebildet. Wasser. Und Blut!

Nun erst hatte Anna es bemerkt, wirklich jetzt erst, diese kleine Rundung unter dem Kleid.

So hatte sie es in den vergangenen sieben Jahren unzählige Male geschildert. Ein winziges Bäuchlein sei das gewesen, kaum größer als ihr eigenes. Diese Alaska war schwanger! Sechster Monat, höchstens, hatte sie geschätzt. Und die Fruchtblase war geplatzt!

Himmel hilf, habe sie sofort gerufen, Himmel hilf.

12.

Die Sonne versank hinter dem Gebirgsmassiv, schlagartig wurde es kühler, und ein mächtiger Schatten zog über Stubber hinweg. Er sah ihm hinterher. Rasch huschte dieser zu seinen Füßen den Zigeunerhügel hinunter, dann über die Kirche, den Friedhof, das Bergdorf, bis ins Tal hinab und gleich die gegenüberliegenden Berge wieder hinauf, wurde dabei groß und größer, schon lag der gesamte Kessel düster unter einem noch hellen Himmel. Als habe eine Mutter über all ihre Kinder, die Felsen und Wälder, die Hügel und Häuser, die Tiere und Menschen ein riesiges, graues Linnen gebreitet, bald würde sie aus dem Zimmer gehen und das Licht löschen.

Stubber erschrak. Die Frauen schienen näher gekommen zu sein. Hatten sie die Momente, als er mit seiner Aufmerksamkeit dem Schatten gefolgt war, genutzt, um unbemerkt Schritte auf ihn zuzumachen? Ochs am Berg, dachte er.

Mit einem Mal glaubte er, in den Augenwinkeln eine Bewegung wahrzunehmen. Er blickte zur Seite, zu den Wäldern hin. Dort stand etwas. Eine weitere Frau! Keine zwanzig Meter entfernt.

Plötzlich waren es vier!

Er begriff nicht.

Wie war das möglich? Warum hatte er sie erst jetzt entdeckt? Sie musste vom Ried gekommen sein, hatte also einen weiten Bogen gemacht, durch den Wald, durchs Unterholz und über die sumpfigen Wiesen drüben am Andreasbach. Sie musste gerannt sein. Nur so war es zu schaffen gewesen, beinahe zeitgleich mit den anderen Frauen hier anzulangen.

Wie?, fragte sich Stubber. Warum?

Auch sie war schwarz gekleidet, trug ein Trauertuch, aber sie hatte es nicht vors Gesicht gezogen, es lag lose auf den blonden Haaren. Sie hielt, wie die anderen, den Kopf leicht gebeugt, verharrte regungslos. Und Stubber erkannte sie gleich. Es war jene junge Frau, die ihn während der Trauerfeier eine schiere Ewigkeit lang angesehen hatte.

Er war außerhalb des Kirchhofs gestanden, da hatte sie sich langsam zu ihm umgedreht. Eine ruhige, fast bedächtige Bewegung war das gewesen. Als sie ihn schließlich entdeckt hatte, war ihr Gesicht ohne Ausdruck geblieben, sie hatte nur gestarrt, eine schiere Ewigkeit zu ihm hinübergestarrt, die Augen wie leblos.

Erst als der Name eines der Verstorbenen genannt worden war, hatte sie den Blick gelöst und zum Himmel aufgesehen. Sie hatte die betenden Hände geöffnet und die Arme wie zum Flug ausgebreitet, hatte sich dann einige Sekunden nicht von der Stelle gerührt. Als hoffte sie auf einen Windstoß, um dem Toten nachfolgen zu dürfen.

Sarg zehn: Nikolaus Prachtel.

Stubber hatte ihn auf jener Geburtstagsfeier in der Weiberer-Hütte zum ersten Mal gesehen. Ein hübscher Kerl. Sommersprossen, zwanzig, fünfundzwanzig Jahre alt. Ein Zugezogener, hatte er vermutet, wegen der korrekten Konsonanten, ein junger Bauer vielleicht, der hier oben sein Glück versuchen wollte.

Vor Mitternacht schon war der sehr betrunken gewesen, hatte sich vor der Hütte mehrfach übergeben. Zum Ausnüchtern hatte man ihn dann durch die Hintertür in die angebaute Baracke getragen, ein paar Decken über ihn gelegt und ihn sich selbst überlassen. In diesem Wellblechverschlag gab es kein Licht. Daran hatte Stubber seither immer wieder denken müssen, dass der junge Mann aufgewacht und orientierungslos gegen die Tasche mit dem Sprengstoff gestoßen sein könnte. Nitroglyzerin reagierte bei heftiger Erschütterung …

Die wenigen Stunden Schlaf, die Stubber in den vergangenen drei Wochen überhaupt gefunden hatte, wurden Nacht für Nacht von diesem jungen Mann beendet. Sein Traum war immer derselbe. Er begann in jenem Moment, da er die Hütte fluchtartig verlassen hatte:

Er stand ein paar Meter entfernt auf dem Plateau, drückte seinen Hemdärmel gegen die blutende Wunde an der Wange, da sprang ihn dieser Bursche unvermutet von hinten an, und mit ihm auch die anderen Männer, sie kletterten auf seine Schultern, klammerten sich an seinen Körper, und er versuchte, sie zu halten, die ganze Horde. Für ein paar Sekunden gelang es ihm, dann brach er unter der Last zusammen. Lachend gingen die Männer in die Hütte zurück, nur der junge Prachtel blieb neben ihm stehen. Mit einem Mal hatte dieser die Tasche mit dem Sprengstoff unter dem Arm, kippte sie über ihm aus, zog ein Feuerzeug aus der Tasche. Und Stubber erwachte.

Während der Trauerfeier, die unter freiem Himmel stattgefunden hatte, war die junge Frau in der ersten Reihe bei den Witwen gestanden. Die wenigen Holzbänke der kleinen Kirche hätten angesichts der zu erwartenden Anzahl von Trauergästen nicht ausgereicht, deshalb war man der Idee von Anna Anzengruber gefolgt, die Särge draußen, auf dem gepflasterten Halbrund des Kirchhofs, aufzubahren. Für gutes Wetter und angenehme

Temperaturen werde der Allmächtige schon sorgen, hatte Pfarrer Georg spöttisch angemerkt. Die Hinterbliebenen hatten einander irritiert angesehen, offenbar waren die vergangenen Tage auch an dem Geistlichen nicht spurlos vorübergegangen.

Diese junge Frau aber war keine Witwe. Das hatte Stubber später erst, bei der Grablegung von Nikolaus Prachtel, den Worten des Pfarrers entnommen: »Mit Niko ist nun bereits der Letzte deiner Familie gen Himmel gefahren. Mit deinen jungen Jahren stehst du allein in der Welt, Fanny. Doch wisse, dieses Dorf wird dich halten, diese Gemeinde wird nach dir sehen wie die Amme nach dem Kinde, bis du ein neues, ein eigenes Leben findest, nicht morgen, aber eines Tages wirst du wieder eine Familie haben, Fanny, es ist der Gang der Dinge.«

Ihr Bruder also.

Was wollte sie hier? Stubber rieb Daumen und Zeigefinger der linken Hand nervös gegeneinander. Warum hatte sie sich unmittelbar nach der Beerdigung an seine Fersen geheftet, war ihm bis auf diesen Hügel gefolgt? Sie kannte ihn doch gar nicht, dessen war er sich sicher, sie waren einander nie begegnet. Warum stand sie nun dort, was hatte sie mit den Witwen zu schaffen?

Es musste eine Verabredung unter den Frauen gegeben haben. Zufall war das nicht mehr.

Stubber knetete weiter angespannt die Finger. War er vorhin noch entschlossen gewesen, die Frauen keinesfalls anzusprechen, rief er jetzt den Hügel hinab.

»Was wollt ihr?«

Keine Reaktion.

Er drehte sich zu seiner Rechten.

»Was willst du, Fanny Prachtel?«

Die junge Frau merkte kurz auf, stand dann wieder regungslos. Wie ein Tier, das mit Wichtigerem beschäftigt, nur für einen kurzen Moment abzulenken ist.

Worauf richtete sie ihre Aufmerksamkeit, fragte er sich, wenn nicht auf ihn? Da bemerkte er ein leises Geräusch. Ein Murmeln.

Er horchte, ob es aus den Wäldern käme, das Rätschen eines fernen Eichelhähers? Nein, es war diese junge Frau. Sie sprach. Vielmehr betete sie. Leise und versunken, nach innen hin.

Er musste sich eingestehen, dass er nun doch ein wenig erleichtert war. Sie betete bloß oder war im Zwiegespräch mit dem Verstorbenen. Gewiss murmelten auch die anderen, waren aber aus der Entfernung nicht zu hören.

Stubber atmete aus. Diese Frauen wollten ihre Liebsten noch ein Stück des Weges Richtung Himmel begleiten, ihnen dabei ungestört Gebete hinterdreinschicken, vielleicht ein paar allerletzte, innige Worte. So einfach war das also, sie sprachen oder beteten. Ihm jedenfalls wollten sie nichts. Er konnte gehen, wie er es sich vorgenommen hatte. Hinauf ins Hochgebirge.

Zu seiner Linken lag der Schotterweg, der nach oben zum Plateau, dann durch die Klamm und über die Almen bis kurz vor die Gipfelwände führte, bis zu jener Felsspalte, an der er schon so oft gesessen hatte.

Er drehte sich um und wollte loslaufen, da sah er: Dort drüben stand, an die Felsen gelehnt, eine weitere Person!

Die fünfte Frau …

13.

»Alle Männer in der Weiberer-Hütte sind tot«, hatte man ihm erklärt, als man ihn aus seinem Haus geholt und zum Streifenwagen geführt hatte.

Ein Satz, den er seither in endloser Wiederholung zu hören glaubte. »Meine Tasche, mein Dynamit«, dröhnte es pochend durch seinen Schädel, »meine Tasche, mein Dynamit. Meine Verantwortung«, bezichtigte er sich, »meine Schuld!«

Während der Befragungen durch Polizei und Staatsanwaltschaft hatte Stubber mit letzter Kraft um Fassung gerungen, mehrmals war ihm der Atem gestockt, und er hatte nicht zu antworten vermocht. »Sepp«, hatte es in ihm geschrien, »mein Sepp!«, aber er hatte sich keine Blöße geben wollen, stattdessen das Gesicht in den Händen vergraben.

»Geweint wird alleine«, hatte man ihm in Kindertagen beigebracht.

Dann, als sie ihn in die kleine Zelle gesperrt, die stählerne Tür hinter ihm verriegelt hatten, brach es aus ihm heraus. Er stand in dem fensterlosen, kahlen Raum und weinte, weinte. Hier gab es vier Wände und eine Pritsche, nichts sonst.

Mit einem Mal erfasste Stubber ein bleiernes Gefühl, das von der Brust hüftabwärts strömte. Er spürte die Beine nicht mehr. Dann auch die Arme. Schon war sein ganzer Körper fühllos. Als habe man ihn am Genick gepackt wie eine Katze. Er fürchtete zusammenzusacken, auf den gefliesten Boden zu stürzen. Er wollte sich auf die Pritsche setzen, aber seine Muskeln reagierten nicht. Sie ließen ihn einfach stehen. Er stand steif, weinte lautlos.

Da wurde die Zellentür einen Spaltbreit geöffnet.

»Hier ist Wasser, Sprengmeister, nicht dass er uns verdurstet«, sagte eine Stimme in seinem Rücken. »Und wenn er aufs Klo muss, einfach gegen die Tür hämmern, ja?«

Im selben Moment wurde Stubber schwarz vor Augen.

Als er erwachte, lag er auf der Pritsche, ein Beamter lehnte an der Zellenwand gegenüber. »Ah, da ist er ja wieder«, meinte der nur, knipste das Licht aus, ging und sperrte ab.

Stubber hörte noch die verhallenden Schritte, dann war es vollkommen still. Er starrte in die Dunkelheit, begriff nichts weiter, als dass man ihn eingesperrt hatte. Ihn, der die Berge gewohnt war, die Natur, die Luft.

Er begann, mit den Fingern an seinen Armen zu rupfen. Ihm war, als kämen die Zellenwände näher, gleich würden sie ihn zerquetschen. In seinem Körper wurde es eng und enger, die Haut schien zu straff über die Knochen gespannt. Er krallte die Nägel hinein, bald an den Armen, bald am Bauch, auch in die Schädeldecke, und hob sie an. Doch das beklemmende Gefühl nahm weiter zu, er bekam Angst, sie könnte ihm abplatzen.

Er sprang von der Pritsche, schaltete das Licht an, zog hastig sein Hemd aus. Die Haut darunter aber war unverändert.

Langsam rutschte er mit dem Rücken zur Wand auf den Boden, kauerte sich dann an die Zellentür. Der Stahl kühlte, und sein Körper beruhigte sich, doch setzten nun die Erinnerungen ein, die Selbstvorwürfe, die quälenden Bilder. Ungeordnet prasselten sie auf ihn nieder wie ein Geröllsturz.

Bald dachte er an die elf Männer, bald nur an einen, seinen Sepp, dann an das zündfertige Dynamit in der Tasche, an seine Nachlässigkeit, seine Verantwortung, seine Schuld, und am Ende wusste er stets, was all das bedeuten würde. Ein lebenslanges Berufsverbot, auch eine Haftstrafe war möglich, in jedem Fall aber würde er von hier weggehen müssen, fort aus den Bergen. Undenkbar. Unvorstellbar. Ließ man ihn nicht weiter zumindest in der Nähe seiner Frau, so verlor sein Leben auch noch diesen letzten Sinn.

Gleich begann sein Hirn von Neuem. Wieder die Männer, wieder sein Freund Josef Zornacher. Hatte tatsächlich er gesprengt? Oder war es Rachel Brugger gewesen, Andreas Herfurt, oder gar eine Selbstzündung?

Oder doch der Sepp.

Nein, niemals der Sepp.

Über Stunden saß Stubber da, und jede Sekunde war unerträglich. Er verstand nicht. Jener Mensch, der ihm von klein auf der einzige Freund gewesen war, um den er sich gekümmert hatte wie um ein Kind, für den er empfunden hatte wie für einen Sohn, war tot. Sein Sepp. Er verstand nicht.

Aber er sah ihn. Auf der Geburtstagsfeier in der Hütte, auf dem Bierfass hockend, lachend, und gleich darauf beim Almabtrieb, auf einer Kuh reitend, dann als Sprenggehilfe, das Signalhorn blasend, und sogar neben sich sitzend, auf der Weide, am Stromzaun, bei einer gemeinsamen Brotzeit.

Unzählige solcher Erinnerungsfetzen jagten durch seinen Kopf, die ganze Nacht hindurch, und es war bereits früh am Morgen, als sie sich zu wandeln begannen. Zwar waren es noch immer dieselben Motive, auch die Hintergründe blieben unverändert, doch in der Mitte der Bilder saß nun nicht mehr sein Sepp, sondern Luka!

Luka! Mit einem Mal sah er seinen Sohn dort am Stromzaun, dann auf dem Rücken einer Kuh, dann als Sprenggehilfen, einmal auch an seiner Hand auf dem Spielplatz hinter der Kirche, und er sah ihn sogar hier in der Zelle, neben sich auf dem Boden hockend.

Stubber errötete vor Scham und Wut. Nur wenige Stunden nach dem Tod des geliebten Freundes war sein Hirn imstande, diesen zu ersetzen. Kurzerhand schlug es ihm den leiblichen Sohn vor.

Was war er bloß für ein Mensch? Ein widerwärtiges, kaltes Etwas.

Er warf den Kopf in den Nacken, donnerte ihn rücklings gegen die stählerne Tür. Immer wieder. Bis der Polizist aufsperrte und zu ihm hinuntersah.

»Sprengmeister, das schaffen Sie nicht«, meinte der nüchtern, »wir Menschen können uns nicht selbst erschlagen.«

14.

Die fünfte Frau.

Sie stand zu seiner Linken, auf dem schmalen Pfad, der seitlich an den großen Felsbrocken in seinem Rücken vorbei, hinauf zur Klamm führte.

Nun war auch dieser Weg versperrt: Rachel.

Stubber erkannte sie sofort, trotz des Trauertuchs vor ihrem Gesicht. Die langen, braunen Haare, die darunter hervorschauten, die aufgeschossene, schlaksige Figur, es war die Witwe von Franz Brugger, dem Geburtstagskind in jener Nacht.

Stolperliese, so hatte sie ihr Mann liebevoll genannt. Auch das Dorf rief sie so, hinter vorgehaltener Hand.

»Die Rachel stolpert mal wieder«, wurde getuschelt, wenn man sie mit einem Fremden eng umschlungen außerhalb des Dorfes gesichtet hatte.

»Woher kriegt die bloß immer die Männer?«, wurde dann gefragt.

»Durch die Klamm steigen jedes Jahr unzählige Wanderer, dabei fällt auch für die Stolperliese was ab«, war die Antwort gewesen.

Frau Brugger gab sich keine Mühe, ihre Liebschaften zu verbergen. Sie hatte Männer, und der Ihrige hatte es hinzunehmen, da war sie nicht zimperlich, bloß ehrlich, wie sie fand, es war nun einmal ihre Natur. Ihr Franzl war feinfühlig und liebevoll, und bei Tag war das Zarte auch nett, aber nachts konnte eine Frau damit nicht zufrieden sein, zumindest im Bett musste der Gatte auch einmal über seinen Schatten springen. Ein Mann sollte schon auch einen Kern haben, meinte sie.

Insgeheim warf sie es ihm vor, dass sie zu anderen gehen musste.

Und seit gut drei Jahren durfte ihr Franzl darüber sogar froh sein, weil der aufgrund seiner Depressionen in dieser Hinsicht gar nicht mehr funktionierte.

Franz Brugger sah das anders.

Er liebte Rachel. Seit seiner Erkrankung geradezu abgöttisch. Sie führte den Hof, er war dazu nicht mehr imstande. Sie fuhr den Traktor, sie brachte das Heu ein, sie versorgte die Tiere. Er dagegen blieb tagelang im Bett, wagte nicht, sich umzudrehen, weil er Platzangst hatte im eigenen Körper. Wenn nun ein junger Bursche zur Aushilfe für ein paar Wochen kommen musste, dann tat das durchaus weh, war aber immer noch besser als jene stundenlange Quälerei, die sie zu Anfang seiner Schwermut in den Nächten mehrmals und vergeblich versucht hatten. Gegen diese Tabletten war ein Mann machtlos.

Was täte ich ohne meine Stolperliese?, hatte er sich oft gefragt. Mich erhängen. Lieber ging er diesen Weg mit Rachel.

Jede Ehe hatte Schlaglöcher. Seine Frau stolperte eben. Ab und zu. Es war auszuhalten.

Mit diesen Worten hatte er sich eines Tages dem Stammtisch anvertraut. Schlagartig war es still geworden, viele Sekunden lang schwiegen die Brüder.

Hornochse, dachte einer, die zieht dich am Nasenring durchs Leben, häng dich besser auf.

Ein anderer meinte, der Herbst ist da, es liegt am Licht.

Und ein dritter überlegte, hoffentlich habe ich selbst alle Säfte noch beieinander, oben und unten.

Als sein Fall dann in der Runde besprochen wurde, war von einem Knoten im Oberstübchen die Rede, von einer Art Krampfzustand, den keinesfalls seine Frau lösen könne, im Gegenteil, vielleicht war sie der Grund. Nach einigem Hin und Her war die einhellige Meinung am Tisch: An Rachel lag es, und nicht an den Tabletten.

Und weil man unter Männern auch mal ehrlich sein durfte, hatten sie dem Franz noch ein paar Geschichten über seine saubere Frau Gattin hinterhergeschoben, damit er endlich Bescheid wusste und nicht am Ende noch sich selbst die Schuld gab. Nein, nein, seine Trübsal hieß Stolperliese!

Seit diesem Sonntagvormittag war Franz Brugger in dem Gasthof nicht mehr gesehen worden.

Seinen fünfzigsten Geburtstag hatte Rachel von langer Hand und mit Liebe geplant.

Auch Anna hatte sie in die Organisation miteinbeziehen wollen. Die Hauswirtschafterin des Pfarrers war ihre engste Freundin, ihr vertraute sie alles an, Leid und Last, auch jede Liebelei.

»Tische und Bänke brauchen wir. Salate, Brot, Würste. Eine Musikanlage, einige Flaschen Wein und zwei Fässer Bier. Und … das Geschenk.«

»Welches?«, fragte Anna argwöhnisch, weil sie diesen Ton in Rachels Stimme nur kannte, wenn sie von ihren amourösen Abenteuern erzählte.

»Frauen.«

»Du schenkst ihm bitte was?«

»Zwei Tänzerinnen.«

»Erotische?«

»Punkt Mitternacht, ja. Ich habe den beiden ein Foto vom Franz gezeigt, damit sie wissen, um wen sie sich in der Hütte kümmern sollen. Vereinbart sind dreißig Minuten. Tanzen, streicheln, so was.«

»Du hast sie schon gebucht?«

»Nicht billig.«

»Bitte sag den Damen ab!«

»Nein.«

»Das geht nicht gut aus. Bitte!«

»Anna, du bist prüde.«

»Und du bist das Allerletzte!«, brüllte die Anzengruberin plötzlich. »Mit Nächstenliebe hat das nichts zu tun!« Ihr gehe es nicht um Moral, beteuerte sie nach einer Pause, sondern ums Menschliche. Rachels Geschenk sei kalt und ohne Herz. Ihren Franz würde es gewiss verletzen, dass er seiner Frau dermaßen egal geworden war. Aber auch den zwei Damen gegenüber sei es fühllos, nachdem sie sich vermutlich in verzweifelten Lebensumständen befänden, sie diese also wie Frischfleisch den Löwen vorwerfe.

»Verstehe ich nicht.« Rachel bemühte sich um einen beruhigenden Ton, aber Anna schrie nun wieder.

»Nächstenliebe bedeutet, liebe deinen Nächsten wie dich selbst. Liebst du deinen Franz wie dich selbst? Diese Tänzerinnen wie dich selbst? Und du, Rachel, wenn du über fremde Männer stolperst, liebst du dann? Nein. Lust ist nicht Liebe! Du kennst nur dich! Wären alle wie du, diese Welt wäre ohne Sinn. Rachel, raus!«

Als die Tür der Pfarrei hinter ihr ins Schloss fiel, blieb Rachel noch eine Weile stehen, schüttelte immer wieder unverständig den Kopf. Sie hatte gewusst, dass Anna ihre

Mitmenschen liebte. Sie hatte nicht gewusst, dass sie es fanatisch tat.

Stubber blickte sich hastig um. Zunächst den Zigeunerhügel hinunter, dort standen die drei Frauen noch immer regungslos. Dann sah er zu seiner Rechten hinüber, auch diese Fanny Prachtel hatte sich nicht bewegt.

Doch als er sich wieder zu seiner Linken, zu Rachel wandte, da hatte sich diese in die Mitte des Schotterweges gestellt. Als wollte sie sagen, hier gibt es kein Vorbei. Breitbeinig stand sie da, entschlossen, geradezu kampfeslustig. Er kannte diese kraftvolle Haltung von ihr. Sie erinnerte ihn an jenen Oktobertag, den Vorabend der Explosion.

Es war gegen 21 Uhr gewesen. Er war auf das Plateau vor der Weiberer-Hütte getreten und mitten in die Geburtstagsrede für Franz Brugger geplatzt. Rachel hatte auf einem der Bierfässer gestanden, die Beine zu den Seiten in den geschmiedeten Deckelring gestemmt, und ihn von dort erblickt. Er hatte nicht stören und sofort wieder gehen wollen, aber sie hatte ihre Ansprache schon unterbrochen gehabt und laut gerufen.

»Oh, wen haben wir denn da? Der Herr Sprengmeister und der Josef, kommt doch her, nicht so schüchtern, setzt euch zu uns, mein Mann wird heute fünfzig! Ihr seid herzlich eingeladen.«

Ehe er sich versah, hatte man ihn untergehakt und auf eine der Bierbänke verfrachtet. Seinen Sepp ebenso.

Gleich bat Rachel ihren Mann, sich auf das zweite Fass zu stellen, sprach dann leise und zärtlich in seine Richtung. Vom Band ihrer Herzen, von diesem Volltreffer in der Lotterie des Lebens und vom Himmel mit nur einem Abendstern, ihrem Franz Brugger.

Nach Rachels Liebesbekenntnis hatte eine schale Stimmung auf dem Plateau gelegen. Dieses verlogene Luder. Die Männer klatschten verhalten, sie schämten sich fremd. Und dann war sie sogar noch auf ihren Franz zugegangen und hatte ihm einen leidenschaftlichen Kuss gegeben. Einen laaangen, so hatte sie es vorab angekündigt, für jedes Lebensjahr eine Sekunde lang. Sie nahm seinen Kopf in beide Hände und presste ihre Lippen auf die seinen, hielt dabei aber die Augen geöffnet und blickte ringsum zu den Männern hin, einen nach dem anderen sah sie an, als wollte sie sagen, schaut nur her, das ist mein Franz, von dem könnt ihr mich höchstens ausleihen.

»Viel Spaß«, hatte sie nach dem abschließenden Polaroid-Foto in die Runde gerufen und ihrem Franz ins Ohr geflüstert: »Liebe die Nächste wie dich selbst.« Sie hatte sich winkend verabschiedet und war gegangen.

Auf dem Rückweg vom Plateau zum Bergdorf hinunter waren ihr dann aber doch Bedenken gekommen, der Streit mit Anna ging ihr nicht aus dem Kopf, vielleicht waren die Tänzerinnen keine gute Idee gewesen, auch wegen der Tabletten, am Ende blamierte sich ihr Franz noch vor all den Männern. Und dann würde er jähzornig. Das hatte sie in letzter Zeit immer häufiger erlebt, dass er vor lauter Verzweiflung den halben Hof zertrümmert hatte.

Um 1.32 Uhr war sie noch immer mit einer Flasche italienischem Rotwein vor dem großen Schlafzimmerspiegel gesessen. Da hatte sie den Knall gehört. Sie war zum Fenster gelaufen und hatte den Feuerschein gesehen. Franz, hatte sie sofort gedacht, das war der Franz.

15.

»Sie möchten sich sicher bei mir entschuldigen«, setzte der junge Staatsanwalt seine Einvernahme gegen Mittag des nächsten Tages fort. Er hatte sie grußlos und noch unter der Zellentür begonnen, war dann dort stehen geblieben. Zu seinem Schutz hatten sich zwei Polizisten in den Flur dahinter gestellt.

Stubber saß auf dem Boden, den Rücken gegen die Pritsche gelehnt. »Nein, möchte ich nicht.«

»Wäre aber billiger. Falls Sie sich erinnern, Sie haben mich gestern Abend körperlich angegriffen. Tätlichkeit gegen einen Staatsanwalt. Teuer.«

Die zynische Art des jungen Mannes war unerträglich. Stubber antwortete mit klarer Stimme. »Entschuldigen Sie, es tut mir leid, dass ich Ihnen nicht die Zähne ausgeschlagen habe.«

Der Staatsanwalt grinste kurz, schüttelte dann den Kopf und setzte sich mutig hinter ihn auf die Pritsche.

»Kann ich Sie etwas fragen, ohne dass Sie mich umbringen?«

Stubber antwortete nicht.

»Josef Zornacher war Ihr Freund, Ihr bester Kamerad, das habe ich bereits in Erfahrung gebracht, sie kannten einander von klein auf. Ihr Vater und der alte Herr Zornacher waren über ein paar Ecken verwandt. Als Kind haben Sie ganze Wochenenden auf seinem Hof verbracht. Sie wussten also, dass er ...«, der junge Staatsanwalt suchte nach einer passenden Formulierung, »... dass er nicht normal war.«

»Wie bitte?«

»Warum in aller Welt haben Sie ihn als Sprenghelfer eingesetzt? Ihr Sepp war nicht ganz richtig im Kopf!«

»Nicht richtig im Kopf? Nicht richtig im Kopf.« Stubber setzte sich vom Boden auf die Pritsche, blickte dem jungen Mann aus nächster Nähe in die Augen. »Das sagen ausgerechnet Sie, Herr Staatsanwalt.«

Josef Zornacher. Die Mutter rief ihn Bub, der Vater Josef, für Stubber war es sein Sepp und das Dorf nannte ihn den Dirigenten. Weil er mit den Armen fuchtelte. Seit Geburt hatte er dieses Wedeln und Kreiseln und wilde Schütteln, dazu warf er ständig den Kopf herum. Entrückt wie ein Kapellmeister, der inwendig eine herrliche Musik hört und dabei ein unsichtbares Orchester leitet. Die Musiker, es mussten Hunderte, sehr kleine Musiker sein, befanden sich offensichtlich auf seinem Körper. Die Trompeter etwa, sie schienen unter seinen Armen Platz gefunden zu haben. Bei ihrem Spiel lachte er begeistert in seine Achseln hinein und blies die Backen auf. Die Schlagwerker saßen auf seinen Füßen. Mit geballten Fäusten trommelte er wieder und wieder nach unten, und wenn sie den Takt verloren hatten, schrie er die Beine hinunter: eins, zwei, drei und vier.

Die anderen Instrumente saßen ebenfalls auf seiner Haut, wechselten aber ständig die Plätze. Einmal saß die Klarinette da, dann die Oboe dort. Das Fuchteln galt jetzt dem Klavier, im nächsten Moment dem Kontrabass. Nur die Geiger hielten still. Sie blieben auf dem Kopf sitzen. Begannen sie ihr Spiel, wurde er bald ruhiger, lauschte andächtig und strich sich versonnen durch die Haare. Wurde es aber dramatischer, fletschte er die Zähne, bekam Speichelfluss und begann, in seinen braunen Locken zu wühlen. Immer schneller, immer wilder. Am Ende grub er sich die Fingernägel in die Kopfhaut. Je faszinierender die Musik, desto mehr blutete er unter den Haaren hervor.

Seine Mutter nahm ihn dann in die Arme und weinte. Ihr Bub war dreißig Jahre alt, seine Seele vielleicht drei. Das gutmütigste Wesen auf Erden. Welch ein Segen, wenn es zu einem herübersah und lachte! Gleich wurde einem das Gemüt ganz weich. Ach, ihr Bub, der war das reine Leben. Besonders wenn er zu den Kühen durfte, dann strahlte er wie eine kleine Sonne.

Schon als Kind war der am liebsten im Kuhstall gewesen. Den ganzen Tag saß er in einer der Aufzuchtboxen für Kälber und wedelte mit den Armen. Eines Abends aber hatte er sich so fest an die Gitterstäbe geklammert, dass die Mutter ihm seinen Willen lassen musste. Sie brachte ihm den Schlafanzug, die Zahnbürste und legte ein paar Decken vor sein Häuschen. Damals war er vier Jahre alt gewesen. Seither lebte ihr Bub im Kuhstall. Dreimal am Tag brachte sie Essen. Trinken wollte er nur von den Tieren.

Auch sein Vater kam jeden Abend zu ihm, setzte sich auf den Milchtank und las ihm vor. Liebesromane, Kinderbücher, die Bibel, vor allem aber Liebesromane. Der alte Zornacher mochte es nicht, wenn es nicht gut ausging.

Eines Tages dann, sein Junge war schon im Stimmbruch, nahm er ihn mit zu einem befreundeten Almbauern. Unterhalb des Hofes lagerte eine riesige Kuhherde. Da tat der Josef einen Freudenschrei. Beide erschraken. Der Sohn wegen des Echos, der Vater wegen der ungewohnt tiefen Stimme neben sich.

»Keine Angst, das bist du selber«, hatte er ihn sofort zu beruhigen versucht, »da und da und da, das ist alles nur der Josef.«

Und sein Junge lachte los, prustete und gluckste laut und winkte. Hier oben gab es ihn mehrmals!

Schon setzte er sich zu den Kühen und wollte nicht mehr von der Stelle. Da half kein Reden, diese Nacht würde er mit seinem Sohn in den Bergen verbringen müssen.

Als der alte Zornacher am nächsten Morgen erwachte, lag sein Josef mitten in der Herde. Hier würde er ihn nicht wieder fortbekommen, das verstand er gleich, nicht vor dem Winter. Aber alleine lassen konnte er ihn keinesfalls. Es gab Schluchten und Klippen, sein Junge wusste nichts von alledem. Er musste ihn schützen.

Also stieg er ab, holte das ausgediente 9-Volt-Weidezaungerät aus der Scheune, fünfzig Meter Stromkabel dazu, und stand wenige Stunden später vor dem befreundeten Bauern, dem die Alm gehörte. Ob er seinen Sohn eine Weile bei sich dulden würde.

»Die paar Quadratmeter kannst du gern haben, Zornacher«, meinte der, »dein Bub stört mich nicht. Im Gegenteil, dann sind wir hier zu zweit. Zwei Erdenwürmchen, bei denen das Schicksal sinnlos zugeschlagen hat. Meine Frau und die Kinder lagen nach einem Gewitter dort auf der Weide. Jetzt sitzt genau an dieser Stelle dein hirnloser Bub. Da sag noch einer, das Schicksal ist gerecht. Nein, eine Matz ist das, eine gottverdammte, dreckige, läufige Hundsmatz.«

Der alte Zornacher nahm den Bauern in die Arme. Sie hielten einander fest. Dann ließen sie sich wieder los.

»Danke«, sagte der Bauer.

»Danke«, sagte der alte Zornacher.

Am darauffolgenden Tag war er erneut zur Alm aufgestiegen, bepackt mit Essensvorräten. Vater und Mutter wechselten sich fortan ab, Woche für Woche. Bis die Temperaturen fielen. Solange durfte ihr Kind dort oben bleiben. All die Jahre hindurch ging das so, immer von Almauftrieb bis Almabtrieb.

»Wie soll ich es sonst nennen als nicht richtig im Kopf?«, entgegnete der Staatsanwalt nun scharf.

»Ein Geschöpf, das hinter einem Stromzaun, in einer Art Boxring, auf einer Weide lebt? Für mich ist so etwas ›nicht richtig im Kopf‹. Besonders wenn das dann nachts unter dem Zaun durchkriecht und sich an den Kühen zu schaffen macht und dabei mit den Armen fuchtelt. Meines Erachtens ist sowas sogar ekelig im Kopf.«

»Wer behauptet das? Anna Anzengruber?«

»Ich habe heute Morgen mit den Menschen dort oben gesprochen, ja, mit dem Dorf, mit den Witwen und nicht zuletzt mit einem Schäfer. Spannend. Der meinte sogar, in jüngster Zeit würden immer wieder Schafe gerissen. Wer weiß, vielleicht war das Ihr Sepp?«

Stubber lachte auf, lachte dem Staatsanwalt mitten ins Gesicht.

»Wo waren Sie zum Zeitpunkt der Explosion? Um 1.32 Uhr?«

»Im Bett.«

»In Ihrem Haus, hier unten im Tal?«

»Ja. Ich hatte bereits geschlafen. Ich habe die Explosion nicht gehört.«

»Sie haben eine Fleischwunde, von der Wange bis unters Kinn. Woher?«

»Ich weiß es nicht. Jemand hat plötzlich das Licht in der Hütte gelöscht.«

»Eine Prügelei?«

»Einer der Männer hat einen Bierkrug abgeschlagen und mir durchs Gesicht gezogen.«

»Warum?«

»Ich wollte den Frauen helfen.«

»Welche Frauen?« Der Staatsanwalt sprang von der Pritsche auf. »Es waren noch weitere Personen in der Hütte?«

Stubber antwortete nicht.

Die beiden Tänzerinnen waren kurz nach Mitternacht mit ihm zusammen ins Tal hinabgelaufen, hatten dann bei ihm übernachtet, er hatte die Couch genommen. Zur Polizei waren sie nicht gegangen, weil die Frauen sich schämten. Außerdem spürten sie noch immer die Hände der Männer auf ihrer Haut, die Münder an ihrem Hals, rochen den fauligen Atem dazu, sie wollten sich waschen, hatten sie gesagt, erst einmal waschen, einfach nur waschen.

Der junge Staatsanwalt ging in der Zelle auf und ab, blieb dann vor Stubber stehen.

»Sie lügen. Die Toten sind ausschließlich Männer, in der Hütte waren keine Frauen.«

»Doch. Zwei Tänzerinnen. Ich bin mit ihnen ins Tal hinunter.«

»Wann?«

»Ein paar Minuten nach Mitternacht.«

»Und dann?«

»Sie haben bei mir übernachtet.«

»Die können das bezeugen?«

»Ja.«

»Ihre Namen?«

»Kenne ich nicht.«

»Zwei namenlose Frauen als Alibi. Nicht gut.«

»Herr Staatsanwalt, Sie sagen, Sie haben mit den Witwen im Dorf gesprochen. Auch mit Rachel Brugger? Offenbar hat sie Ihnen nichts davon gesagt. Sie kann Ihnen über die beiden Tänzerinnen mehr erzählen als ich.«

Der junge Staatsanwalt stellte sich unter den Türrahmen, sah zum Flur hin. Die beiden Polizisten standen dort an die Wand gelehnt.

»Was würden Sie jetzt tun?«, fragte er die überraschten Beamten.

»Noch mal zur Bruggerin gehen, noch mal fragen«, meinte einer.

»Guter Vorschlag. Genau das mache ich jetzt.« Der Staatsanwalt deutete hinter sich in Richtung der Arrestkammer. »Und der, der bleibt erst einmal da! – Haben Sie gehört, Sprengmeister? Wir zwei Hübschen, wir machen morgen weiter!«

Gegen Abend wurde Stubber entlassen. Die beiden Tänzerinnen hatten seine Angaben bestätigt.

Der Staatsanwalt hatte sich an das Gesetz halten müssen. In diesem Fall höchst ungern, wie er bei der Unterzeichnung der Papiere spürte. Ein übler Zeitgenosse war das, dieser Stubber, hochgradig unsympathisch.

16.

Drei Witwen auf halber Höhe des Hügels, dazu Rachel und die junge Fanny Prachtel zu den Seiten. Aufrechte Körper, dunkle Gewänder, keine Bewegung. Wie Mahnmale in die Gegend gestellt.

Wozu, fragte sich Stubber wieder und wieder, und mit einem Mal glaubte er zu begreifen: Diese Formation erinnerte an Treibjagden. Schon als die Frauen über das Feld gekommen waren, hatte es ihn stutzig gemacht, dass sie in weitem Abstand voneinander und stets auf gleicher Höhe geblieben waren.

Nun schien es offensichtlich, was diese fünf Frauen versuchten: die *stille Jagd*. Eine Tradition dieser Berge.

Am Tag der Sonnwende zogen die Frauen eines Dorfes los und spürten Wild auf, Gämsen zumeist. Sie trugen keine Waffen bei sich, sie wollten nicht töten, nur jagen.

Über viele Stunden gingen sie den Tieren nach, geduldig und breit aufgefächert, immer bloß hinterdrein, bis sich eines versehentlich vereinzelte. Sogleich reduzierten sie ihren Abstand zueinander, versperrten der Beute geschickt den Rückweg zur Herde. Ohne Worte, nur mit Blicken vereinbarten die Treiberinnen dann einen engen Winkel oder eine ausweglose Schlucht, drängten das Opfer nach und nach, geradezu behutsam in die Falle. Merkte es auf, blieben sie stehen, verharrten, bis es keine Erregung mehr zeigte. Jetzt erst gingen sie weiter. Langsam, vorsichtig. Es durfte sich nicht gejagt fühlen. Eine falsche Bewegung, und es lief davon. Die Freude der Treiberinnen war umso größer, je später der Reflex im Opfer ausgelöst wurde, je später es seine Flucht begann. Eine Jagd galt als geglückt, wenn man sich dem Tier bis auf eine oder zwei Armlängen hatte nähern können.

Im gelungensten Fall aber blieb es noch immer stehen. Es hetzte nicht. Es stand nur. Wie verwundert. Es stand und blickte seine Jägerinnen an.

Nun war es der Dorfältesten vorbehalten, sich weiter anzunähern, zentimeterweise, und ihm vielleicht sogar die Hände um den Hals zu legen. Sie hätte jetzt zudrücken können. Aber sie tat es nicht. Denn das war das eigentliche Ziel der Frauen gewesen, dass sie ein Tier, anders als die Männer, ohne Waffen hätten erlegen können.

Den Erzählungen nach glückte dergleichen selten, sehr selten.

Bei Sonnwend lässt das Wild sich streicheln, behaupteten die Frauen aus den Dörfern bis heute. Ihre Männer widersprachen nicht, sie glaubten kein Wort und winkten nur ab. Albern.

Stubber schmunzelte abschätzig vor sich hin. Dachten diese Frauen etwa, er hielte still, bis sie ihm die Hände um den Hals legten? Nein, einen wie ihn konnten sie nicht jagen, nicht treiben, nicht einmal flüchten würde er. Das hatte er von seinem Vater gelernt. »Ruhig bleiben, Junge, sorgfältig denken, Junge, der Kopf bleibt oben.« Dieser Satz war ihm gepredigt worden, Tausende von Malen. Er trug ihn unter der Haut.

Es war in der vierten Klasse gewesen, daran erinnerte er sich nun, da er den Hügel hinab auf die Frauen sah, auch damals hatte man im Halbkreis vor ihm gestanden. In einer Ecke des Pausenhofs hatte er seinen Mitschülern ein selbst gebasteltes Modellflugzeug präsentiert, das er heimlich in seinem Ranzen mit sich geschmuggelt hatte, obwohl sämtliche Ablenkungen wie Gummibänder, Zauberwürfel oder Matchbox-Autos verboten waren. Ein englischer DH-10-Bomber! Ein filigranes Kunstwerk aus zweitausend winzigen Holzteilchen, die er in wochenlanger, mühseliger Kleinstarbeit verleimt und bemalt hatte. Alle staunten, jeder beneidete ihn. Als plötzlich die Pausenaufsicht aufmerksam wurde. Sie nahm ihm das Kleinod wortlos aus der Hand, trug es ins Direktorat.

Die Strafe folgte auf dem Fuß. Er musste seinen Doppeldecker zurückbauen. Im Lehrerzimmer. Den Kleber lösen. Doch manche Teile ließen sich nur abreißen, die Flügel musste er geradezu zerfetzen. Es dauerte Stunden.

Manchmal trat die Aufsicht an seinen Tisch und sagte: »Das kommt davon.« Er reagierte nicht, er weinte nicht, er hatte Mordgedanken. Es war schon dunkel gewesen, als er, die Einzelteile im Ranzen, nach Hause schlich.

»Gut gemacht, Junge, der Kopf ist oben geblieben«, meinte sein Vater dazu. »Du gehst jetzt ins Bett, denkst nach, sorgfältig, und morgen antwortest du denen. Was immer du dann tust, wisse, deine Eltern stehen hinter dir.« Auch diesen Rat beherzigte der junge Stubber. Am nächsten Vormittag ging er während der Hofpause zum Lehrerzimmer, öffnete die Tür und rief laut vernehmbar hinein: »Ihr seid Arschlöcher.«

Die Androhung auf Schulentlassung unterschrieb sein Vater schmunzelnd und stolz.

Die Sonne war nun hinter dem Gebirgsmassiv versunken, ein blasser Mond stand bereits im Osten, die Gipfel begannen, sich nachtsilber zu färben. Für ein paar Momente war es, als kehrten nah und fern sich um. Die Berge traten den Augen entgegen, während das Tal in der Dunkelheit versank.

Stubber atmete tief ein. Der Kopf bleibt auf den Schultern, dachte er. Dann atmete er aus.

Nein, die Frauen bekümmerten ihn nicht, entschied er, er würde keinen Gedanken mehr an sie verschwenden. Das war es nicht wert. Gerade eben hatte man seinen Sepp unter die Erde gelegt, dagegen war alles nichtig.

Sie wollten, dass er davonlief? Gut, er würde flüchten. Dabei vergab er sich nichts. Diesen kleinen Triumph gönnte er ihnen.

Stubber tat ein paar Schritte rückwärts, bis er mit dem Rücken dicht vor den Felsen stand. Hinter ihm befand sich eine hüfthohe Nische im Gestein, das wusste er. Kroch man hinein, öffnete sich nach oben hin ein Felsenkamin. Er war circa zehn Meter hoch, eine Beinlänge breit und mündete dann in einen langen, steilen Steig, an dessen Ende man wieder auf den Schotterweg traf. Eine Abkürzung für geübte Kletterer.

Selbst wenn die Frauen es versuchten, hier konnten sie ihm nicht folgen, nicht in Trauerkleidern, nicht mit solchem Schuhwerk. Sie mussten den Pfad außen herum nehmen, dieser war mühselig und dauerte. Und zudem, die Nacht begann, die Temperaturen fielen. Sie würden umkehren müssen, dachte er, heute sollte ihnen die *stille Jagd* nicht gelingen.

Nur wenige Augenblicke später war Stubber in den Felsen verschwunden.

17.

»Himmel hilf!«, hatte Anna gefleht, als sie die kreißende Frau in die kleine Kammer geschleppt und aufs Bett gelegt hatte. »So packen Sie doch mit an, Herr Sprengmeister!«, hatte sie gebrüllt.

Stubber jedoch hatte Angst, etwas falsch zu machen, traute sich kaum, seine Liebe anzufassen, fragte nur blass: »Gibt es hier oben eine Hebamme?«

»Ja, die Englerin. Sie ist achtzig Jahre alt und lebt zwei Täler weiter. Bis die kommt, ist das Kind erwachsen.«

»Haben Sie ein Telefon?«

»Die Haindls schräg gegenüber. Aber zuerst brauche ich Wasser aus der Küche und Lappen, viele Lappen, die liegen neben dem Ofen.«

Stubber lief los, war kurze Zeit später wieder zurück, rannte dann zu den Haindls. Der Pfarrer hatte sich einem

Telefon von Beginn an verweigert, es störe die Ruhe dieser Mauern, hatte er stets behauptet, im gleichen Atemzug aber scherzhaft hinterhergesetzt, für die Anrufung des Herrn brauche es keinen Apparat.

Anna zog dieser Unbekannten nun die Wäsche vom Körper und ertastete den Unterleib. Im Lauf der Jahre war sie der Englerin bei einigen Geburten zur Hand gegangen, sie kannte sich also halbwegs aus, fand sie, sie würde das schon schaffen. Muttermund und Dammbereich waren bereits weit gedehnt. Erstaunlich weit, dachte sie, erstaunlich. Eine Käufliche vielleicht, schoss es ihr noch durch den Kopf, da ergoss sich ein Schwall Blut auf das Laken. Die Austreibung hatte offenbar bereits begonnen.

»Allmächtiger«, fluchte Anna, »du lässt mich hier allein!«

Mit einem Mal sahen sie die blassen Augen der Fremden an. Ein Blick wie hinter Milchglas.

»Das Kleine kommt nicht«, sagte sie lächelnd trotz der Schmerzen, »es hält sich fest, irgendwo innen. Es will noch nicht.«

Sollte es aber, dachte Anna. Alles war rot, das Laken, der Boden, aus dieser Frau stürzte es nur so heraus. Wenn die so weitermachte, dann blutete sie noch aus.

»So helfen Sie doch, Herr Pfarrer!«, hatte sie laut in den Gang hinausgerufen, wo der Geistliche, der zuvor einen kurzen Blick in die Kammer geworfen und dabei den entblößten Unterkörper einer fremden Frau entdeckt hatte, bleich an der Wand lehnte.

»Das ganze Blut«, rief er mit dünner Stimme zurück, »warum blutet die so?«

»Weil sie ein Kind bekommt. Bringen Sie wenigstens ein Holzstück, auf das sie beißen kann.«

Aber der Pfarrer war auch deshalb Pfarrer geworden, weil er mit manch irdischen Dingen nicht umzugehen vermochte. Den geschlechtlichen etwa. Im Besonderen aber Blut. Wenn er das sah, hatte ihn schon als Kind ein plötzlicher Ekel überkommen, und er war geradezu schlagartig gelähmt gewesen. Auch wenn es das eigene Blut betraf. In seiner Jugend war er deshalb oft minutenlang auf dem Bolzplatz gesessen, zu keiner Bewegung mehr fähig. Genauso war es diesmal, der Pfarrer konnte kein Stück Holz holen, er musste steif im Gang stehen. Als Hilfe empfand er sich dennoch, er betete.

Endlich kam der Sprengmeister zurück, atemlos und unverrichteter Dinge. Der Hebammen-Bereitschaftsdienst unten in der Stadt war nicht erreichbar gewesen, und die zentrale Notrufstelle hatte ihn auf unbestimmte Zeit vertröstet, es gäbe gerade ganz andere Fälle.

»Der Arzt kommt, dauert nicht mehr lange«, schummelte Stubber und legte seine Stirn auf die weißen Locken seiner Frau, dann an ihre Schulter, dann auf ihre Brust, schließlich sanft vor ihren Bauch, als versuchte er, zumindest einen Teil ihrer Schmerzen zu übernehmen.

»Es will nicht raus«, flüsterte sie und streichelte seine Wange, »es will hoch.«

»Hoch? Wohin?«

»Es hält sich ungefähr hier ein.« Sie deutete auf ihre linke Brust.

»Kann ich verstehen«, meinte er, »es ist sicher schön dort, so nah an deinem Herzen.«

»Du bist lieb.« Sie lächelte gequält, dann lief ein wenig Blut aus ihrem Mund.

»So war es vermutlich gewesen«, hatte Anna von diesen schrecklichen Minuten tags darauf ihrer Freundin Rachel berichtet, das Kind hatte sich in der Mutter eingekrallt. Oder es waren durch den Geburtsvorgang mehrere Gefäße gerissen, vielleicht sogar die Hauptschlagader im Beckenbereich. Diese Alaska jedenfalls hatte sich nun zur Seite gedreht, eine müde Bewegung war das gewesen, wie jemand, der ein Buch zuklappt und schlafen geht.

Sie atmete noch einmal ein, dann aber nicht mehr aus.

»Bitte«, zischte Anna zum Gang hin, »bitte kommen Sie.«

»Was?« Der Pfarrer hatte sich endlich ermannt und den Kopf in die Kammer gestreckt. »Grundgütiger Gott, die ist tot?«

»Ja.«

»Lieber Gott.«

»Aber das Kind nicht.«

»Was meinst du?«

»Holen Sie ein Messer«, zischte Anna.

»Wehe«, sagte da Stubber, »wehe.« Dann schob er seine Frau behutsam zur Seite, legte sich neben sie.

»Er hat vollkommen recht, Anna, lass das bleiben!« Der Pfarrer schüttelte heftig den Kopf.

»Ich kann Tiere ausweiden, das ist das Gleiche.«

»Ist es nicht! Außerdem der Sauerstoffmangel. Du ahnst vermutlich, was du da rausholst.«

»Wehe.« Stubber stand wieder vom Bett auf. Er stellte sich vor Anna und den Pfarrer, sah sie an. Entweder sie gingen, oder er brächte sie um.

Sofort nahm der Pfarrer Anna an der Hand und zog sie aus der Kammer. Als sie nebenan im Gotteshaus angelangt waren, ließ er sie wieder los, trat dann vor den Altar, sah zum Kruzifix hinauf, faltete die Hände und sprach leise, inbrünstig zum Herrn. Er wollte das Ungeborene und diese fremde Frau seinem Gott anempfehlen.

Anna stand am Opferstock, hielt sich daran fest, zitterte.

»Psst«, zischte Pfarrer Georg plötzlich, »sei leise.«

Anna horchte auf.

»Hör doch«, flüsterte er, »was macht der da?«

Ein seltsames Reißen war zu hören, dazu Töne wie von einer jungen Katze. Oder nein, das war das Schreien eines Säuglings!

Sofort sprang Anna los. Sie rannte aus der Kirche, den Verbindungsgang entlang, hinüber zu der kleinen Kammer, und sah durchs Schlüsselloch.

Der Sprengmeister stand in der Mitte des Raumes, hielt das Kleid seiner Frau in Händen und riss es in Streifen. Daneben, auf dem Bett, lag ihr nackter Körper. Doch was befand sich dort zwischen ihren Beinen? Ein Baby!

Sofort stieß Anna die Tür auf, lief am Sprengmeister vorbei und nahm das wimmernde Bündel in die Arme.

In den Jahren danach hatte Anna Anzengruber an dieser Stelle ihrer Schilderung immer angemerkt, dass das Kind bereits abgenabelt gewesen war. Nur der Sprengmeister konnte es von der Plazenta getrennt und den Knoten gemacht haben. Wie aber war es überhaupt aus der Mutter gekommen? Hatte es der Sprengmeister etwa gewaltsam geholt? Wohl kaum. Es musste von alleine herausgekrochen sein. Dieses Kind hatte den erkaltenden Uterus gerade noch rechtzeitig verlassen, sich aus eigener Kraft gerettet. Anders war das nicht zu erklären gewesen.

Das Kind jedenfalls schrie und fror und musste weiß Gott schleunigst versorgt werden. Sie trug es in die Küche, legte es auf ein paar Topflappen, so klein war dieses Frühchen. Hier war es wohlig warm, der Ofen eingeheizt, weil es an diesem Tag, dem 15. April 1978, in den Bergen nochmals geschneit hatte.

Gleich tat sie, was nötig war: waschen, einwickeln, ein wenig verdünnte Milch, dann kurz wieder auswickeln und schauen, nachschauen, ob alles an Ort und Stelle war.

»Ein Junge«, rief sie dem Pfarrer zu, der die Küchentür einen Spaltbreit geöffnet hatte, »Ihr Gott hat einen Buben geschenkt.«

Jeden Zentimeter überprüfte sie, fünf Finger da, fünf Finger dort, zwei Ohren, eine Zunge. Alles richtig. Und am Ende noch die Körpertemperatur. 29 Grad. Viel zu kalt! Sie erschrak.

»Allmächtiger!« Mit dem Kind war etwas nicht in Ordnung!

Rasch legte Anna Holz nach. Immer wieder. Scheit um Scheit legte sie nach.

18.

Anna Anzengruber
22. April 1980

Sehr geehrter Herr Sprengmeister,

vielleicht interessiert es Sie, wie es Ihrem Sohn geht. Es geht ihm gut. Vor einer Woche hatte er seinen zweiten Geburtstag. Stellen Sie sich vor, das ganze Dorf hat sich zusammengetan, und wir haben Luka einen eigenen Spielplatz geschenkt! Hinter unserer Kirche befand sich ein verwahrlostes Stück Wiese, das nur als Kompost für Friedhofsblumen genutzt wurde, wir haben es schön hergerichtet und ein paar Spielgeräte aufgestellt. Sie glauben nicht, wer alles mitgeholfen hat: Andreas Herfurt, er hat die Rutsche gebaut, Sie kennen ihn, er macht die Schweißarbeiten in der Klamm. Ebenso die Faltner-Zwillinge, sie haben den Sandkasten gesetzt, die beiden sind Zimmerer und haben dafür eine ausrangierte Kuhtränke verwendet. Die Schaukel stammt von Guntram Nussbammer, unserem verrückten Erfinder im Dorf. Ihr Sohn sitzt ständig darauf, weil oben Pfeifen befestigt sind, durch die mit jedem Schwung Luft gepumpt wird, eine Art Schaukelorgel. Er findet das Gepfeife sehr lustig, in Wirklichkeit aber ist es nur laut.

Und nicht zuletzt haben die Geschwister Fanny und Nikolaus Prachtel, die gerade ein Geschäft für Gartengestaltung begonnen haben, mehrere sibirische Zirbelkiefern gepflanzt. Luka riecht sie gern und ruft dann immer: »Die diechen sooo dut, Mama!«

Ja, Ihr Sohn sagt »Mama« zu mir, und »Vater« zum Herrn Pfarrer.

Ich möchte Sie nicht verärgern, aber Sie haben sich seit jener Nacht der Geburt nicht mehr blicken lassen, das ist die Wahrheit. Sie bedeutet, in diesen zwei Jahren sind wir die Eltern von Luka geworden. Nicht biologisch, aber tatsächlich. Und glauben Sie mir, das war nicht leicht.

Ich denke sogar, ein fremdes Kind anzunehmen, ist schwieriger, als ein eigenes zu bekommen. Und vom Herzen her macht es keinen Unterschied, das weiß ich heute, denn immer, wenn ich Ihren Sohn im Arm halte, spüre ich, eine leibliche Mutter könnte nicht tiefer empfinden. Wunderschön und herrlich ist das und eine große Aufgabe. Ja, ein Auftrag.

Auch weil Ihr Luka besonders ist. Alles an ihm ist besonders. Sein Aussehen, die Haut, vor allem seine unbändige

Lebensfreude, in jeder Hinsicht ist er besonders. Doch leider auch sein Körper. Vielmehr sein Blut. Hier stimmt etwas nicht …!

Er hat keine konstante Körperwärme. Sie schwankt zwischen 29 und 41 Grad Celsius. Offensichtlich ist er abhängig von der Außentemperatur! Je kälter die Umgebung, desto kühler wird Luka.

Ich war deshalb mehrmals bei unserem Hausarzt. Der meinte immer nur, das sei einigermaßen normal bei Kleinkindern, da schwanke es gerne mal. Neulich aber fügte er scherzhaft an: »Wer weiß, vielleicht ist er ein Kaltblut?«

Zu Hause habe ich es nachgeschlagen und bin sehr erschrocken. Ich fürchte, das stimmt! Ihr Sohn ist ein Kaltblüter, also wechselwarm, wie Fische oder Reptilien. Säugetiere dagegen, Menschen und Vögel, sind gleichwarm, sie haben immer 37 Grad.

Luka bewegt sich bei Sonnenschein blitzschnell, saust über den Spielplatz wie ein kleiner Teufel. Ziehen dann Wolken auf, wird er langsamer und mürrisch und geht in sein Zimmer. Bei kalten Temperaturen legt er sich sogar freiwillig ins Bett. Ich muss ständig hinterher sein, dass er nicht auskühlt oder überhitzt. Leider ist er trotzdem sehr häufig krank, fiebert oder hat Schüttelfrost, Husten. Ich muss rund um die Uhr nach ihm sehen. Zudecken, abdecken, anziehen, ausziehen, heizen, Temperatur messen, zu trinken geben, füttern, mit anderen Worten: Er braucht ganztägig Betreuung. Ich richte mein Leben mittlerweile vollkommen nach diesem Kind aus. Aber ich beklage mich nicht! Im Gegenteil, ich stelle mich dieser Aufgabe. Das Schicksal hat mich nun einmal auserwählt.

Aus diesem Grund werde ich mit ihm nicht wieder zu einem Arzt gehen. Zu keinem Arzt der Welt. Am Ende wird er noch zu einem wissenschaftlichen Objekt, das alle Mediziner oder gar die Zeitungen bestaunen.

Ich denke nämlich, man muss jedes Leben annehmen und lieben, wie es geschaffen wurde. Und sollte Luka tatsächlich ein außergewöhnliches Wesen sein, dann ist das eben so. Einer Mutter ist das vollkommen gleichgültig. Der heiligen Maria wird es nicht anders ergangen sein. Auch sie hatte nicht wirklich einen Menschen zum Sohn. Übrigens nicht die einzige Gemeinsamkeit zwischen der Muttergottes und mir. In gewissem Sinne haben wir sogar beide unbefleckt empfangen.

Natürlich war das alles zu Anfang nicht leicht, weil es so überraschend kam, von einer Sekunde auf die andere war ich für einen Säugling zuständig. Vieles musste ich bei anderen Müttern erfragen oder nachschlagen. Mittlerweile aber mache ich die Sache ganz gut, hoffe ich zumindest. Seien Sie also versichert, Ihr Sohn wird bei uns in guten Händen sein. Der Herr Pfarrer und ich nehmen diesen Auftrag an.

Mein Brief hat insofern auch einen rechtlichen Grund. Wie Sie sehen, wurde er Ihnen per Einschreiben zugestellt, damit wir nachweisen können, dass wir eine Kontaktaufnahme zumindest versucht haben.

Wir bitten Sie hiermit förmlich um die Freigabe zur Adoption.

Mit freundlichen Grüßen
Anna Anzengruber

Stubber war fassungslos.

Er saß im ehemaligen Arbeitszimmer seines Vaters, der Brief lag vor ihm auf dem Schreibtisch, er las ihn wieder und wieder. Diese Frau war dreist, anmaßend, verrückt, sie verglich sich mit der Muttergottes, fühlte sich auserwählt, nannte das Kind einen »Auftrag«! Keine Sekunde länger durfte er seinen Sohn in ihrer Obhut lassen, er würde jetzt zu diesem Gotteshaus laufen und Luka zu sich nehmen. Sofort!, dachte er. Steh auf!

Aber er blieb sitzen.

Warum, fragte er sich, warum tust du es nicht? Hol den Jungen!

Nein, gab er sich zur Antwort, sei ehrlich: Es geht nicht.

– Warum nicht?
– Weil er zwei Jahre alt ist, ein Kleinkind.
– Du machst es dir einfach.
– Die Betreuung, wie soll das gehen? Er ist krank, er braucht Pflege. Diese Anna ist eine Frau, es gibt Dinge, die ich dem Kind nicht geben kann.
– Du bist ein Mann, es gibt Dinge, die sie dem Kind nicht geben kann.
– In jedem Fall hat er es dort besser.
– Bei religiösen Fanatikern?
– Aber ich muss arbeiten, ich bin oft tagelang in den Bergen.
– Du machst es dir einfach.

– Außerdem habe ich bereits einen Sohn oder zumindest jemanden, der mich braucht: meinen Sepp.
– Und doch verletzt es dich, dass Luka den Pfarrer »Vater« nennt.
– Nein, ich empfinde nichts für den Jungen.
– Dein Vaterherz schlägt nicht?
– Dieses Kind hat Schuld am Tod meiner Frau!
– Aber es ist doch auch ihr Fleisch und Blut. Sie würde sagen, nimm unseren Sohn zu dir, sofort!
– Nein, sie würde sagen, lass ihn dort oben, es geht ihm gut.
– Es geht ihm nicht gut. Irgendetwas stimmt nicht mit ihm, schreibt diese Anna.
– Blödsinn, es gibt keine Menschen mit kaltem Blut. Diese Frau ist hysterisch.
– Trotzdem stimmt etwas nicht mit Luka.
– Man kümmert sich um ihn. Er ist umsorgt, beschützt, hat sogar seinen eigenen Spielplatz. Ich kann ihm nichts bieten. Ich werde ihn holen, später, eines Tages.
– Wann?
– Wenn er größer ist.
– Wann?
– Er würde mich jede Sekunde an seine Mutter erinnern.
– Wann?
– Wenn die Trauer nachlässt.
– Wann?
– Der Schmerz wäre nicht zu ertragen.

– Wann?
– Bald.
– Wann?
– Nicht heute.

Die Nacht hindurch saß Stubber am Schreibtisch. Er versuchte, sorgfältig zu denken. Als der Tag anbrach, zerfetzte er den Brief in tausend Stücke, warf sie in den Papierkorb.

Er stand auf, öffnete das Fenster, atmete.

Die Luft war diesig, nasskalt. Schwere Nebelwolken drückten auf das Tal, nur der Fuß der Berge war zu erkennen, dann verlor sich Blaugrau in Dunkelgrau. Über der geschlossenen Decke scheint vermutlich die Morgensonne, dachte er, dort oben lebt mein Sohn.

Luka, schmunzelte er.

Eine Vorstellung von diesem Wesen hatte er keine. Nun waren bereits zwei Jahre vergangen, aber sein Herz ließ noch immer kein Bild zu. Stattdessen kam ihm stets die Mutter des Kindes, seine Frau, vor Augen. Und mit ihr all die Erinnerungen an die wenigen Monate, die sie gemeinsam hatten verbringen dürfen. Jener erste Moment im Steinbruch, das Taxi, die Klamm, ein Heuschober, das kleine Häuschen im Tal, das Herausreißen der Wände, ihr Tanzen im Garten, ihr Lachen, der Duft ihrer Haut, die Locken, die Stimme, die Augen, in denen man ertrank, und nicht zuletzt jene Dorfkirche, die winzige Kammer, in der sie ihm weggestorben war.

Wie oft hatte er sich seither gefragt, ob sie nicht doch zu retten gewesen wäre. Vielleicht war der zweistündige Aufstieg in ihrem Zustand zu viel gewesen. Warum hatten sie sich nicht wenigstens für diese wenigen Tage getrennt, statt von der ersten Sekunde ihrer Liebe an die Hände nicht mehr loszulassen. Vielleicht hätte er sich während der Geburt anders verhalten müssen, nicht streicheln und Kraft zusprechen, sondern grob anpacken, sie vielleicht sogar in unterschiedlichste Positionen zwingen oder gar in einen Zuber mit heißem Wasser legen, oder ihr Kräuter verabreichen, oder Tabletten, irgendwas … Vielleicht hätten sie gar nicht erst zeugen sollen, auch wenn sie sich beide das Kind so sehr gewünscht hatten.

All seine Überlegungen endeten stets mit einem stillen Bild: Alaska.

Mit ihrem Tod waren sämtliche Uhren stehen geblieben. Eine Zeit danach hatte es für ihn nicht mehr gegeben.

Stubber ging vom Fenster weg, fischte die Briefschnipsel heraus. Dann begann er, sie zusammenzufügen. Wie damals, nachdem er seinen englischen DH-10-Bomber im Lehrerzimmer hatte zerlegen müssen. Auch da war er an ebendiesem Schreibtisch gesessen, hatte überlegt, was wie wo hingehört.

Endlich hielt er das letzte Teil in Händen. Darauf stand: *Wir bitten Sie hiermit förmlich um die Freigabe zur Adoption*.

Er reagierte nicht anders als vor dreißig Jahren. Er rief laut und vernehmbar in den Raum: »Ihr seid Arschlöcher!«

19.

Der Felsenkamin stellte für Stubber keine Schwierigkeit dar.

Er streckte die Beine durch, stemmte sie fest in die gegenüberliegende Wand, schob dann seinen Oberkörper, mit dem Rücken zum Stein, Stück für Stück nach oben. Unter seinen Schuhsohlen, waren die Felsen dort griffig oder rutschig, brüchig oder gar nass? Er musste es mit den Füßen zentimeterweise ertasten. Keinen Moment durfte er den Anpressdruck verlieren, sonst stürzte er in die Tiefe. Eine Herausforderung, die er schon unzählige Male gemeistert hatte, das Klettern gehörte zu seinem Beruf.

So verfügten seine Arme und Beine über eine Ausdauer, seine Finger über eine Kraft, ohne die er nicht lange überlebt hätte. Oft mussten Bohrlöcher an Stellen gesetzt werden, an die sich ein Bergsteiger ohne Sicherung nicht gewagt hätte. Manchmal trieb er den Hammermeißel mit einer Hand in den Fels, während die andere ihn in der Wand hielt. Hinzu kam, dass Gestein sich bewegte, es war nicht totes Material, es lebte und es sprach sogar, das hatte Stubber von seinem Vater gelernt, wer in Bergen arbeitete, sollte ihnen besser zuhören. Ein leises Rieseln, ein lautes Ächzen, jeder Ton war zu beachten. Und Minerale verhielten sich unterschiedlich. Je nach Tageszeit besaßen sie eine andere Dichte, auch den auflastenden Druck und die Feuchte galt es zu beachten. Sprengungen jedenfalls ließen sich nur mit genauer Kenntnis, mit Erfahrung und Fingerspitzengefühl vornehmen, eine kleine Unachtsamkeit bereits konnte tödlich sein. Eine gefährliche Arbeit. Dennoch hatte er dabei niemals Angst empfunden.

Jetzt aber war ihm plötzlich, als drückte der Fels gegen Rücken und Beine, als verjüngte sich der Kamin nach oben hin, als befände sich dort über ihm ein Nadelöhr. Er hielt inne, die Beine steif durchgestreckt, atmete ein paar Mal tief durch. Doch das beklemmende Gefühl ließ nicht nach. Die Wände kamen näher auf ihn zu, wurden enger und enger. Er begann zu schwitzen. Sein Atem ging schneller, das Herz raste, und auch die Beine zitterten. Mit letzter Anstrengung schob er sich weiter, Millimeter um Millimeter, bis er endlich die erste Bügelklammer des darauffolgenden Steigs zu fassen bekam.

Erschöpft setzte er sich in die steilen Felsen.

Aber er kam nicht zur Ruhe. Der enge Schacht erinnerte ihn an die Gefängniszelle, in der er vor drei Wochen eine Nacht zugebracht hatte. Der lichtlose Raum, die Wände, die Stille.

Auch die Fragen, die er sich dort gestellt hatte, wiederholten sich hier. Doch nun glaubte er plötzlich, sie tatsächlich zu hören.

Dabei war es nicht die eigene Stimme, die er vernahm, es waren verschiedene, weibliche Stimmen. Als flüsterten die Frauen von unten her durch den Felsenkamin.

»Wer hat das Dynamit gezündet? Der Brugger, der Nussbammer oder gar dein Sepp?«

»Wer wusste von der Tasche?«

»Wer trägt die Schuld?«

Schnell griff er nach dem nächsten Bügel, versuchte so, den Stimmen zu entkommen. Tatsächlich wurden sie bald leiser, verstummten endlich.

Der Steig war lang und schmal, immer wieder musste er pausieren, seine Hände waren schweißnass, die Finger kraftlos, so bekam er keinen Griff. Nochmals setzte er sich in die Felsen, zog die Beine vor die Brust, starrte vor sich hin.

Unvermutet kamen ihm nun die Sterbebildchen, die am Eingang zum Kirchhof ausgelegt gewesen waren, vor Augen. Als habe ein Windstoß sie gehoben, flatterten die elf Stapel den Felsenkamin herauf, Bild um Bild, Gesicht um Gesicht, dann flogen sie wieder davon.

Nur eines der Bildchen hielt sich hartnäckig in der Luft. Darauf war kein Porträt des Verstorbenen zu sehen, bloß gefaltete Hände. Ein liebloser Vordruck. Auf dem Büttenpapier stand in schlichten Lettern:

Andreas Herfurt
** 13.4.1948*
+12.10.1985
Möge Deine Seele Ruhe finden.

Stubber hatte ihn in Kindertagen kennengelernt, als er die Wochenenden auf dem Zornacher'schen Hof verbrachte. Sie hatten zwei, drei Mal Monopoly versucht, aber mit Andreas konnte man nicht spielen. Er trickste, wo er nur konnte, in unbeobachteten Momenten vertauschte er die Ereigniskarten oder stibitzte die Häuser seiner Mitspieler. Musste er ins Gefängnis und durfte nicht über Los gehen, wurde er jähzornig, räumte das Brett ab, warf es in die Ecke. Mit so einem machte es keine Freude, dann lieber mit dem Sepp raufen, streunen, die Scheune erkunden, die Garage, den Stall, das war lustiger, sein Freund war für jeden Streich zu haben.

Nur einmal noch war er Andreas Herfurt wieder begegnet. Beim alljährlichen Seifenkistenrennen, das traditionell zu Allerheiligen stattfand. Nur Kinder bis zu zehn Jahren durften teilnehmen.Unterhalb vom Narrenstein ging es los, den kurvigen Schotterweg bis ins

Tal hinab. Hier hatten sie damals eng gedrängt hinter der Startlinie auf den Schuss gewartet. Holzkiste an Holzkiste. Eine Anordnung, an die er sich heute Morgen erinnert hatte, als er die aufgebahrten Särge auf dem Kirchhof gesehen hatte, dicht an dicht, aufgereiht wie zum Wettkampf.

Bei diesem Rennen waren die Beschaffenheit der Seifenkiste, schwer oder leicht, Fichte oder Aluminium, sowie das Können und der Wagemut des Fahrers mitentscheidend, ausschlaggebend aber war der Anschieber. Wer in der ersten Kurve in Führung lag, hatte so gut wie gewonnen. Ein Überholen in den Serpentinen hätte den sicheren Tod bedeutet, man musste zusehen, dass man heil runterkam, um mehr ging es nicht, es war ein Spaß. Wer also eine muskelbepackte Person in der Verwandtschaft hatte, war hier im Vorteil. Die aber hatte Andreas nicht. Zudem noch einen viel zu schweren Eichenholzrenner.

So ergab es sich, dass die Kinder im Tal schon aus ihren Seifenkisten gestiegen waren, der Sieger bereits auf den Schultern getragen und mit Limonade bespritzt wurde, als endlich auch Andreas Herfurt über die Ziellinie schoss. Mitten hinein in die Jubelnden, mit seinem Boliden aus schwerer Eiche. Die Lenkbewegungen hatte Stubber noch heute vor Augen. Mit voller Absicht war der in die arglose Menge gerast. Die Wucht, mit der er den Menschen in die Beine fuhr, hatte mehrere

Knochenbrüche zur Folge gehabt, zwei Kleinkinder erlitten Kopfverletzungen.

Die Strafe für den damals fast Zehnjährigen fiel vergleichsweise milde aus: lebenslanges Startverbot, Hausarrest in den Winterferien, hundert Vaterunser.

Stubber war sich sicher, es war auch Andreas Herfurt gewesen, der ihm die tiefe Schnittwunde beigebracht hatte. Kurz bevor das Licht in der Hütte gelöscht wurde, hatte der ihm Bier ins Gesicht geschüttet, den Krug an der Tischkante abgeschlagen und ihm damit die Wange aufgeschlitzt. Kein anderer kam infrage.

Nahm er hinzu, was man ihm nach den Arbeiten in der Klamm an manchen Abenden in der Weiberer-Hütte berichtet hatte, von regelmäßigen Schlägen gegen seine Frau und die Kinder war da die Rede gewesen, von schweren Verletzungen und Missbrauch, dann war das zwar kein Beweis, aber auch nicht bloßer Verdacht.

Die Explosion in der Hütte, daran bestand für Stubber kein Zweifel, war der Amoklauf eines gewalttätigen Cholerikers gewesen: Andreas Herfurt.

20.

Sie hatten sich auf die Rückbank gesetzt, als sie mit dem Taxi vom Steinbruch zurück in das Tal fuhren. Er hatte seine lederne Sprengtasche, sie ein geschnürtes Stoffbündel auf dem Schoß. Verlegen sah Stubber vor sich hin, wusste nicht, wie er beginnen sollte.

Endlich nahm er seinen Mut zusammen, deutete auf ihr Gepäck.

»Sie wandern?«

»Ja, und nein.«

»Sie wandern nicht?«

»Doch, schon.«

»Ah.«

Pause.

»Sie …«, wollte er wieder beginnen.

»Ihnen ist klar, dass jetzt jedes Wort zählt«, unterbrach

sie ihn, »das Bild, das man sich zu Anfang voneinander gibt, bleibt auf ewig. Also bitte fragen Sie mich etwas Kluges.«

»Ah«, sagte er und dachte, hm, bisschen unverschämt. Andererseits hatte sie recht. Andererseits ließ er sich nicht vorschreiben, was er zu fragen hatte. Andererseits hatte sie es mit einem wundervollen Lächeln gesagt. Andererseits gab es keine klugen Fragen.

»Sie antworten nicht? Ich überfordere Sie?« Sie sah ihn frech an.

»Nein, tun Sie nicht. Ich denke nur sorgfältig.«

»Oh«, sagte sie, offensichtlich überrascht von seiner Antwort, »das gefällt mir.«

»Mein Vater war Sprengmeister wie ich, er hat das oft zu mir gesagt, ›immer sorgfältig denken, Bub, du darfst nicht den geringsten Fehler machen‹.«

»Das wäre kein Beruf für mich.«

»Nein?«

»Ich mag Fehler.«

Ich weiß, dachte Stubber. Sie hatte die roten Fähnchen ignoriert, sich in die Sprengzone gesetzt, was für ein Leichtsinn. Es gab gute und schlechte Fehler.

Da fiel ihm ein: Er war gerade einfach in das Taxi gestiegen. Sämtliche Vorbereitungen für die Sprengung waren bereits getroffen gewesen, er hatte alles stehen und liegen lassen. Zwar konnte nichts passieren, der Lkw-Fahrer hatte ihm verdutzt hinterhergesehen, als er unverrichteter Dinge aus dem Steinbruch gefahren war, er würde sicher sofort Alarm schlagen und den Verantwortlichen Bescheid geben. Trotzdem war es fahrlässig gewesen, völlig unverantwortlich. Und der Auftrag war weg. Der Firmenleiter hatte auf ihn gebaut, jetzt hielt er ihn bestimmt für verrückt. Dergleichen sprach sich herum. Allzu gescheit war das alles nicht gewesen.

Stubber war es einerlei. Es gab auch gute Fehler.

»Woher stammen Sie«, entgegnete er ihr nun schmunzelnd, »falls das eine kluge Frage ist.«

»Irkutsk.«

»Transsibirische Eisenbahn? Baikalsee?«

»Richtig.«

»Immer zugefroren.«

»Falsch. Nur im Winter. Dann fahren sogar Lastwagen darüber.«

»Irkutsk. Ihr Deutsch ist perfekt, Sie haben fast keinen Akzent …«, schummelte er charmant.

»Ich habe deutsche Wurzeln. Meine Urgroßeltern sind hier geboren, in einem dieser Täler. Dann umgesiedelt. Russlanddeutsche nennt man sie heute. Es leben viele davon in meiner Stadt. In den Schulen wird Deutsch unterrichtet. Wir haben sogar ein deutsches Theater, eine deutsche Zeitung. Mit anderen Worten: Ich bin eine fremde Einheimische.« Sie begann das schönste Lachen, das er je gehört hatte. Es klang ein bisschen rau.

»Zirbelkiefern zum Beispiel haben russische Wurzeln, sind aber auch in diesen Gegenden verbreitet.« Oje, dachte er, was redest du.

In seiner Not wiederholte er seine Frage von vorhin: »Und Sie wandern …?«

»Sie wiederholen sich.« Sie grinste. »Ja, ich wandere, und nein, ich wandere nicht, ich bin auf der Walz. Aber das war jetzt Ihre letzte Frage. Ich möchte auch etwas über Sie erfahren. Lassen Sie uns vereinbaren: immer fünfzig-fünfzig, immer beide gleich, einverstanden? Ab sofort ist das für uns Paragraph eins: Frau, Mann, halbehalbe, fünfzig-fünfzig!«, gab sie zur Antwort und hob mahnend den Zeigefinger, grinste weiter frech.

Stubber nickte. Er mochte diesen Finger, diesen Befehl, dieses Grinsen, den Humor, den Akzent, die Augen, die Haare, jede Faser.

»Wir wären da«, sagte der Taxifahrer.

Stubber zahlte, und sie liefen geradewegs auf das Massiv zu. Er hatte versprochen, ihr seine Berge zu zeigen.

»Hier, der Kleine Kaiser.« Er deutete auf die ersten aufragenden Felsen. »Und dort der Narrenstein. Wegen der Kappe.«

»Ich sehe eher einen Schlafwandler mit Mütze.«

»Ha, na ja … Sie sind also auf der Walz?«, begann er wieder.

»Paragraph eins, schon vergessen?«

»Entschuldigung.«

»Ich habe von mir erzählt, jetzt sind Sie dran.«

»Hm. Ich bin Sprengmeister.«

»Ich weiß«, sagte sie. Es klang wie ein Vorwurf.

»Normalerweise sprenge ich nicht Felsen. In der Regel sind es Stubben.«

»Stubben?«

»Baumstümpfe. Ich grabe darunter ein Loch, bringe Dynamit ein und zünde. Langweilig, nicht wahr?«

»Nein«, sagte sie und schüttelte den Kopf, »ich mag, wie Sie reden.«

»Danke. Also Stubben …«, er wusste kurz nicht weiter, »nun, so nennt man diesen Beruf: Stubbensprenger.«

»Stubbensprenger?«

»Normalerweise arbeite ich nicht in Steinbrüchen, es war eine besondere Anfrage. In der Regel bekomme ich nur kleinere Aufträge, sehr kleine sogar, ich sprenge Stubben.«

»Davon kann man leben?«

»Bescheiden, ja.«

»Warum sprengt man Stubben?«

»Holz ist Gold, sagen hier die Bauern. Landwirtschaft und Viehzucht werfen heute kaum noch etwas ab, Wald dagegen sehr wohl. In diesen engen Tälern zählt jeder Quadratmeter.

Um also Platz für die Setzlinge zu schaffen, müssen nach der Holzernte auch der Stumpf und die Wurzeln beseitigt werden. In der Ebene kann man sie herausfräsen, auf Berghängen nicht. Das Forstamt meldet sich dann oder ein Bauer, und ich steige los.«

»Mit dieser riesigen Tasche? Den Sprengstoff am Körper?«

»Manchmal ja. Normalerweise aber befindet sich darin nur mein Werkzeug. Ich habe Depots in den Bergen, da ist das sprengbare Material gelagert.«

»Und wer bringt das dorthin?«

»Maultiere.«

Stubber lächelte.

»Wie vor tausend Jahren?«

»Genau. Kein Geländewagen, kein Motorrad. Die Pfade sind schmal und steil und holprig. Und Nitroglyzerin ist sehr empfindlich, es würde reagieren. Maultiere dagegen schwanken bloß, sie trotten seelenruhig vor sich hin.«

Beeindruckt sah sie auf seine Tasche. »Sie haben niemals Angst?«

»Ich bin damit aufgewachsen. Mein Vater war Sprengmeister. Schon als Kind hat er mich in eine Dynamitfabrik mitgenommen. Die Arbeiter sitzen dort auf einbeinigen Schemeln, damit sie nicht nachlässig werden. Immer zwei Stunden lang, dann wird die Schicht gewechselt. In diesen Hallen wird nicht gesprochen, nur konzentriert gearbeitet, in feuerfester Schutzkleidung, mit riesigen Schutzhelmen, jeder ist für sich allein. Ich dachte damals, toll, das sind Astronauten, so sieht es wohl aus auf fernen Planeten.«

»Toll? Schrecklich!«, unterbrach sie ihn. »Und es stimmt nicht. Das Wort ›allein‹ gibt es nicht, Alleinsein gibt es nicht. Nirgendwo.«

»Was meinen Sie?«

»Alles geschieht zu zweit. Nichts und niemand ist allein auf der Welt. Nicht einmal die Planeten, sie haben Trabanten.« Wie zum Beweis nahm sie seine Hand. »Zumindest die meisten.« Dann ließ sie sie wieder los.

Schweigend liefen sie weiter, grinsten vor sich hin.

»Stubber«, sagte sie mit einem Mal, als überprüfte sie das Wort, »gefällt mir, klingt fröhlich. Darf ich Sie so nennen, ›Stubber‹?«

»Gerne«, gab er zur Antwort. Eine Abkürzung, die er nicht mochte. Die Forstarbeiter benutzten sie, wenn es schnell gehen musste. Aus ihrem Mund aber klang sie wie eine Liebkosung.

»Sehr gerne.«

21.

»Nach der Geburt …, was dann geschah … Schrecklich.« Anna stockte noch heute der Atem, wenn sie davon erzählte.

Sie hatte zum wiederholten Male Holz nachgelegt, die Küche hatte mittlerweile einer Sauna geglichen, doch dieser süße Fratz war immer noch zu kalt gewesen, gerade mal 34 Grad jetzt – als sie plötzlich Schritte vernahm!

»Das ist er! Er geht weg!«, sagte sie zum Pfarrer, der kreidebleich auf der Ofenbank hockte.

Sie schlich sich zur Küchentür, lauschte. Schwere, schleppende Schritte. Neugierig öffnete sie sie einen Spalt weit.

Der Sprengmeister kam leicht gebückt den Gang entlang, schnaufte hörbar. Seitlich hinter seinem Rücken schlenkerte etwas hervor, prallte dann gegen die Mauersteine, schlug schlaff zurück und klatschte gegen sein Becken. Ein Arm! Ein menschlicher Arm!

Der hat die Tote hintendrauf! Der schleppt die Leiche fort! Grauenvoll, ja, so war es tatsächlich gewesen, der hatte sich seine Frau auf den Rücken geschnallt. Fest verzurrt hing sie dort. Deshalb also hatte er ihr Kleid in Streifen gerissen. Aber was hatte der vor?

Der Sprengmeister stieg über die kleine Schwelle unter der Haustür. Dadurch hob sich der leblose Kopf ein wenig, und ihr war, als schaue die Leiche sie an.

Dieser starre Blick sei wie fragend gewesen, oder verblüfft, behauptete Anna später, als sie dem Dorf wieder und wieder davon erzählen musste.

»Georg, schauen Sie raus«, zischte sie laut zur Ofenbank hin, »das müssen Sie sehen!«

Der Pfarrer stand auf, schlich sich zum rückwärtigen Fenster, das in Richtung der Hohen Echse zeigte, und blickte, wie er es immer tat, zuerst gen Himmel.

Über den Berggipfeln hingen dunkle Gewitterwolken. In kurzen Abständen zuckten gewaltige Blitze, verästelten sich über das Massiv hinweg, gingen dann auf den Almen nieder. Ein kräftiger Wind hob an, blies von den Hügeln vor dem Gotteshaus. Die Bäume dort bogen sich, als verneigten sie sich vor dem Allmächtigen. Jetzt trafen die ersten Fallböen das Gemäuer, der hölzerne Dachstuhl ächzte, die Glocke schlug leise im Wind.

Pfarrer Georg erschrak. Drüben, auf dem Feld, hatte er ein seltsames Wesen entdeckt. Mit schlackernden Gliedmaßen stemmte es sich gegen den Sturm. Er zählte: vier Arme und vier Beine! Das Jüngste Gericht, dachte er, *es wird des Herrn Tag kommen wie ein Dieb in der Nacht, an welchem die Himmel zergehen werden mit großem Krachen; und die Erde und die Werke, die darauf sind, werden verbrennen.*

Der darf die Leiche nicht mitnehmen, schoss es ihm durch den Kopf, es wurde kein Totenschein ausgestellt, ich habe die Sakramente nicht gesprochen, auf dem Küchentisch liegt ein Baby; mir ist schlecht.

Anna dagegen dachte: und das Kind …?

Allmächtiger, begriff sie bald, der lässt den Jungen da!

Stubber hatte lange neben seiner toten Frau gelegen, ihre erkaltende Hand gehalten. Seine Finger waren dabei fest um die ihrigen geschlungen. Wohin auch immer sie nun ging, er käme mit ihr. Niemals würde er diesen Körper loslassen. Da hörte er ein Klacken. Er sah zu dem Holzregal hin, das sich neben der Tür der Kammer befand. Darauf stand ein elektrischer Wecker. Mit jeder Minute kippte darin ein metallenes Blättchen herab, zeigte die neue Uhrzeit an. Stubber wollte das nicht zulassen. Unbeirrt lief der einfach weiter, dieses Klacken war geradezu hämisch. Er sprang hoch, riss den Stecker heraus. Gleich wollte er sich wieder zu Alaska legen, aber seine

Beine waren fühllos, er musste sich an dem Regal einhalten. Bald würde jemand durch diese Tür neben ihm treten, dachte er nun, ein Arzt oder der Pfarrer oder gar die Bestatter. Auch das wollte er nicht zulassen. Niemals durften sie sie davontragen. Niemals ließe er einen Sargträger über diese Schwelle. Und schon gar nicht einen Sarg!

Gewiss wäre das einer ihrer Paragraphen gewesen: Kein Sarg, hätte sie gesagt, unter keinen Umständen in enge Kisten legen.

In diesem Moment hörte er wieder ein Geräusch, es war das leise Rascheln der Bettdecke. Er drehte sich um, blickte zu der Toten hin.

Da sah er zwischen ihren Beinen ein zappelndes Bündel. Ein Kind.

Es wimmerte leise, doch Stubber empfand nichts. Alles, was er spürte, war Abscheu. Dieses Wesen trug die Schuld am Tod seiner Frau. Das war nicht die Frucht einer Liebe, es war Fallobst, wurmstichig. Es hatte sich in ihrem Körper breitgemacht, sich darin vollgefressen, beinahe acht Monate lang, um dann den Wirt leblos zurückzulassen, ein Schmarotzer, nichts weiter. Sogar während der Geburt noch hatte es sich in ihrem Leib festgekrallt wie eine Geschwulst, die Adern im Becken nicht losgelassen wie ein Blutegel. Nein, dieses Kind war kein Kind.

Nur an seinem Tod wollte er nicht schuld sein. Man

rettete auch eine Schmeißfliege. Also hatte er es abgenabelt. Das war alles, was er jemals für dieses Kind tun würde, wusste Stubber.

Anna stand am Küchentisch, betrachtete das Baby und wollte es nicht glauben: Ich bin vierundvierzig Jahre alt, schoss es ihr durch den Kopf, was hat das Schicksal mit mir vor?

Dann verdünnte sie ein wenig Milch mit Wasser und träufelte sie dem Säugling auf die Lippen.

»Ich hoffe, der kommt nicht wieder«, dachte sie laut.

»Wohin will er bloß?«, fragte der Pfarrer.

»Georg, wir haben ein Kind.«

Der Pfarrer stand wortlos auf, ging in seine kleine Werkstatt unter dem Kirchengebäude. Dorthin zog er sich zurück, wenn er vor Gott und der Welt seine Ruhe haben wollte. Das Gewölbe war meterdick und der Schöpfer nicht neugierig, so hoffte er, gewiss respektierte Er seine Zuflucht.

Der winzige Raum war bis zur Decke gefüllt mit Schleifpapier, Messern, Balleisen, Handbohrern und jeder Menge Ästen, Linden und Zirbelholz, Ahorn und Birke. Pfarrer Georg schnitzte. Heiligenfiguren. Sonst kannte er keine Leidenschaften.

Er setzte sich auf den Schemel an die Werkbank und nahm eines der Holzstücke zur Hand. Birke. Weiß wie die Haut der Toten.

Diese fremde Frau würde ihm sein Lebtag nicht mehr aus dem Kopf gehen.

Stubber war mittlerweile, das schwankende Gewicht auf dem Rücken, über den Zigeunerhügel und den Hungerhang bis hinauf zur Felsenschlucht gestiegen, stand auf dem Plateau, neben der Weiberer-Hütte. In der angebauten Wellblechbaracke hatten sie einst ihre erste Nacht verbracht. Das Gewitter hatte nachgelassen, nun regnete es nur noch. Er war völlig durchnässt, er bemerkte es nicht.

Er drehte sich langsam im Kreis, zeigte seiner Frau die Dinge ein letztes Mal. Das Fernrohr, das Kassenhäuschen zur Klamm und auch das Staubecken daneben, in das sie übermütig gesprungen waren. Dann ging er weiter, hinauf zu den Almen, bis vor die schroffen Wände der Hohen Echse. Hier oben gab es nichts als Gestein, keinen Baum, keine Pflanze. Nur Felsenrinnen und Scharten. An einer blieb er stehen, sah hinunter. Sie schien ins Unendliche zu führen, so tief war der Riss. An den Seiten haftete Schnee, nach unten hin begann das Eis. Hier ist gut, dachte er, tief wie der Baikalsee.

Für einen Moment musste er an seine Eltern denken. Es war noch keine zwei Jahre her, da hatte er an ihrem Grab gestanden. Die Mutter war nach langer Krankheit verstorben, der Vater nur eine Woche später. Er hatte sie gemeinsam bestatten lassen. Einfache Fichte. Bloß kein

Zirkus, hätten sie beide gesagt. Trotzdem hatte er für seine Mutter den Sargausschlag in Samt gewählt, sie mochte keine kratzigen Stoffe, und für den Vater feinen Damast, das teuerste Gewebe im Katalog der Bestattungsfirma, er hätte auch Gold genommen.

Hier ist gut, dachte er wieder, dort unten im Eis.

Er drehte sich um, stellte sich mit dem Rücken zur Felsspalte. Seine Frau hing jetzt über dem Abgrund. Ihre beiden Leiber waren mit den Fetzen ihres Kleides noch immer fest aneinandergebunden, die Streifen schnitten ihm ins Fleisch, den Schmerz spürte er nicht.

Langsam löste er einen ersten Knoten. Der Stoff fiel zu Boden, er atmete laut und heftig. Er schnaubte, während er Knoten um Knoten löste, Streifen um Streifen entfernte. Bald war nur noch einer übrig. Mit diesem waren noch ihre Hüften aneinandergebunden. Er begann, auch diesen Knoten zu lockern. Schon kippte ihr Rumpf vornüber, in Richtung der Felsspalte. Er musste sich gegen das Gewicht stemmen, sonst stürzten sie beide hinein.

Der Junge, schoss es ihm plötzlich durch den Kopf, ich habe ein Kind.

In den darauffolgenden Monaten hatte er sich oft an diesen Moment erinnert und sich gefragt, warum dieser Gedanke in dieser Sekunde? Warum bloß hatte er überleben wollen?

Stubber löste auch den letzten Knoten. Lautlos fiel sie hinab.

22.

Dr. Alfred Haindl, der Arzt aus dem Tal, hatte bei der Explosion seinen jüngeren Bruder verloren. Seitdem hatte er wiederholt ein Taubheitsgefühl in der linken Körperhälfte verspürt, in der Herzgegend, im Bein, im Arm, im Gesicht, seltsamerweise alles links.

Unzertrennliche Brüder. Von klein auf taten sie keinen Schritt ohne den anderen.

»Ganz sauber sind die nicht«, hieß es damals im Dorf, weil sie ständig Arm in Arm gingen, sich als Jugendliche kaum für Mädchen interessierten, stattdessen lieber zu zweit blieben, immer noch Arm in Arm.

Fritz, der Jüngere, hatte dann den Hof übernommen, Alfred, der Ältere, war auf die Universität gegangen. Eine kurze und bloß räumliche Trennung, denn kaum war Fredl ins Tal zurückgekehrt, verbrachten sie wieder jede freie Sekunde miteinander, trotz der Arbeit, trotz ihrer Familien.

Die folgenden vierzig Jahre besuchten sie einander fast täglich, mal im Tal, mal in den Bergen.

Die Meinung der Dorfbewohner hatte sich unterdessen längst geändert. Als am Elternhaus der Brüder ein Messing-Schild *Dr. A. Haindl, Praxis für Allgemeinmedizin* angeschraubt wurde, war deren Arm-in-Arm-Gehen plötzlich der Beweis für ihre immer schon ausgeprägte fürsorgliche Art gewesen. Besonders was Alfred betraf, den Herrn Mediziner.

Auch wenn es in der Stadt andere Ärzte gab, jetzt wollten sie keinen anderen mehr. Das war ein Doktor, wie er im Buche stand, dem konnte man nichts nachsagen, dem vertrauten sie blind, und schämen brauchte man sich bei dem auch nicht, für gar nichts, wo er doch von oben stammte.

Dr. Haindl hatte die vergangenen drei Wochen kaum geschlafen. Nacht für Nacht hatte er Krankenakten studiert. Möglicherweise war der Mörder seines Bruders bei ihm in Behandlung gewesen.

Mappe für Mappe nahm er sich vor, sämtliche Diagnosen der letzten Jahre, jede noch so kleine Gesprächsnotiz. Vielleicht fand sich ein Hinweis, ein Patient, den er falsch eingeschätzt hatte, den er heute in einem anderen Licht betrachten musste. Und davon gab es nicht wenige. Er versah sie mit einem roten Kreuz vor dem Namen, legte sie zur Seite.

X Anton Brugger
Platzangst im eigenen Körper, suizidale Tendenzen. Redet viel von seiner Frau, Rachel Brugger. Er nennt sie Stolperliesl. Ihre Untreue verletzt ihn sehr. Aber das Wort Demütigung will er nicht hören.

X Isolde Herfurt
Schwerste Gesichtsverletzungen, Läsionen im Augenbereich. Zum wiederholten Male vorstellig geworden, Knochenbrüche, Hämatome am ganzen Körper. Treppensturz, behauptet sie, Tritt von einem Pferd, behauptet sie. Naheliegender ist häusliche Gewalt, der Ehemann ist Andreas Herfurt!

X Anton Faltner
Schlafstörungen, Nierenschmerzen, die Blutuntersuchung ergab extrem erhöhte Leberwerte. Räumt Alkoholismus ein. Eifersucht auf den Zwillingsbruder, Ludwig Faltner, auf dessen Hof, dessen Frau, dessen Leben.

X Ulrich Dönnisen
Lungenkarzinom, metastasiert, sogar im Gehirn. Unerträgliche Schmerzen trotz Gabe von Tilidin und dgl. Verweigert Fortsetzung der Bestrahlungen/Chemotherapie. Bittet um Sterbehilfe.

Es gab Dutzende Patienten, die infrage kamen. Der Stapel mit den farbig markierten Mappen bog sich mittlerweile ein wenig zur Seite, Dr. Haindl rückte ihn gerade. Er hatte alle Akten durchforstet.

Er knipste die Schreibtischlampe aus, saß noch eine Weile im Dunkeln. All diese Personen hätten nachvollziehbare Motive gehabt, als zwingend empfand er sie nicht. Befunde waren kein Beweis. Er musste den Stapel morgen noch mal durchgehen.

Oder gab es jemanden in der Gegend, von dem er bloß gehört hatte, einen Kranken, der nicht in seine Sprechstunde kam, einen Sonderling, der seine Praxis mied?

Der Sprengmeister war so ein Kandidat. Aber er schied aus. Das hatte er den Berichten in der Zeitung entnommen, sogar der zuständige Staatsanwalt war dort zu Wort gekommen, »wir haben sein Alibi überprüft, es entspricht der Wahrheit«.

Vielleicht jemand aus dessen Umfeld? Er besaß eine Akte von Anna Anzengruber, respektive von ihrem Ziehsohn Luka. Der Sprengmeister war immerhin der leibliche Vater.

Dr. Haindl stand auf, knipste das Licht wieder an, nahm die Akte aus dem Schrank, legte sie zu den rot markierten.

Der Täter, ein Siebenjähriger?, überlegte er und schenkte sich ein Glas Weißwein ein. Dann schaltete er das Licht wieder aus.

Er hatte den Buben als Kleinkind mehrmals untersucht, sich viel Zeit für ihn genommen. Luka war ein interessanter Fall gewesen, der ihn auch nach Dienstende nicht losgelassen hatte. Fachbücher, wissenschaftliche Magazine, die jüngsten Forschungen hatte er dazu gelesen, sich seitenweise Notizen gemacht und eines Tages tatsächlich den Grund für die Temperaturschwankungen des Jungen gefunden: das Shapiro-Syndrom.

Genau zu diesem Zeitpunkt aber war Anna Anzengruber nicht mehr in seine Praxis gekommen, hatte den Folgetermin abgesagt, ohne jede Erklärung. Es hatte ihn irritiert und auch ein wenig gekränkt.

Zudem wusste man bei dieser Frau nie, was sie wem wie erzählte. Er kannte sie seit seiner Jugend, bei diesem Klatschmaul musste man vorsichtig sein. Vorsichtshalber hatte er ihr diese letzte Diagnose, es handle sich um eine extrem seltene Erkrankung der Wärmeregulation, jenes Shapiro-Syndrom, postalisch zukommen lassen. Nicht dass sie noch behauptete, er verschweige etwas.

Bei ihrem ersten Besuch hatte sie ihm, das Kind im Arm, lang und breit von dem Vater des Jungen erzählt. Dieser Sprengmeister, seit der in die Gegend zurückgekehrt sei, hagle es das Unheil geradezu. Ständig verlören werdende Mütter ihr Ungeborenes, trächtige Kühe verendeten ohne Grund, sogar die Amseln im Kirchturm brüteten seither nicht mehr. Der Herr Doktor glaube nicht an solch halb gares Gerede? Es gäbe auch handfeste

Tatsachen, ja, die gäbe es zuhauf. Sprengfertiges Dynamit habe der in einem Steinbruch zurückgelassen, sein einziger Freund sei ein geistig zurückgebliebenes Wesen, das auf einer Alm mit Kühen lebe, und nicht zuletzt habe er seine verstorbene Frau irgendwo in die Berge hinauf, vermutlich ins ewige Eis getragen. Nur gut, dass dieser unverantwortliche, unberechenbare Charakter das Kind nicht angenommen habe. Und so weiter. Dann erst hatte sie ihm den Jungen zur Untersuchung übergeben.

Er nahm die Patientenakte *Luka Anzengruber* wieder vom Stapel, legte sie in die Mitte des Tisches. Er war zu müde, morgen früh würde er sie als erste nochmals durchkämmen, Notiz für Notiz, Wort für Wort.

Dr. Haindl gähnte, trat ans Fenster, wollte die Vorhänge zuziehen, warf aber zuvor noch einen Blick hinunter auf die menschenleere, nächtliche Straße.

Schräg gegenüber befand sich der städtische Kindergarten. Dort hatte Fritz immer am Zaun gelehnt und auf ihn gewartet. Wie oft hatte er zu ihm hinuntergerufen: »Eine Minute, ich komme!« Die Antwort seines Bruders war immer dieselbe gewesen: »Jaja, ich warte!«

Dann hatte er seinen Mantel genommen, und sie waren spazieren gegangen. Alfred auf der rechten, Fritz auf der linken Seite. Nicht zu erklären, aber so fühlten sich beide wohler.

Dr. Haindl fuhr zusammen. Das war der Patient, den er nicht bedacht hatte! Hier gab es keine Krankenakte! Weil er gar nicht erst eine angelegt hatte. Sein Bruder!

Fritz litt unter Morbus Crohn. Kurz nach der histologischen Untersuchung, viele Einzelparameter waren bereits erhöht gewesen, der erste aktive Schub. Dann extrem dynamischer Verlauf, Osteoporose, Fisteln, Gallensteine, Anämie. Veränderte Persönlichkeit. Unerträgliche Schmerzen. Seit Monaten nun die Einnahme von Tilidin und anderen Opiaten.

Jetzt erst begann er zu begreifen. Sein Fritz hatte all das nicht mehr ertragen, die zermürbenden Schmerzen, die körperlichen Beeinträchtigungen, die Last, die er seiner Familie dadurch geworden war.

»Manchmal schaue ich in den Spiegel und schäme mich für das hutzelige, hilfsbedürftige Männlein da drin«, hatte er wenige Tage vor seinem Tod gesagt, »weg damit, denke ich dann, das bin nicht mehr ich!«

Dr. Haindl wusste, was die fortgesetzte Einnahme von Opiaten zur Folge haben konnte. Euphorische Stimmungslagen, bis hin zu Selbstüberhebung und zu Größenwahn.

Mein Bruder war das. Er nickte. Mein Bruder.

23.

Die beiden hatten den Narrenstein hinter sich gelassen, waren dann an der Dorfkirche vorbei, über den Zigeunerhügel den steilen Schotterweg bis hinauf zum Plateau gestiegen.

Stubber hatte sich hier vor das gusseiserne Fernrohr gestellt. Für eine Münze konnte man darin die fernsten Gipfel betrachten. Sie dagegen hatte sich auf die kleine Bank am Kassenhäuschen gesetzt, blinzelte zum Himmel.

»Die Sonne kennt unsere Welt nur bei Tag«, sagte sie mit einem Mal.

»Was meinen Sie?«

»Na, sie scheint ja immer. Die denkt wahrscheinlich, komischer Planet mit komischen Wesen drauf. Die kommen nie zur Ruhe, ein ständiges Gewusel, da wird nur gearbeitet und gerannt.« Sie lachte zu ihm hinüber.

»Dann schauen Sie mal hier durch.« Er kramte in seiner Hosentasche und suchte nach einer Münze. »Man friert fast, so still ist es dort im Hochgebirge.«

Sie reagierte nicht. Hatte sie ihn nicht gehört? Stubber hob die Stimme.

»Die Hohe Echse etwa, mein Lieblingsberg, mit dem Fernrohr könnten Sie sogar die Inschrift auf dem Gipfelkreuz lesen.«

»Nein. Danke.«

»Nein? Es gefällt Ihnen hier nicht?«

»Im Gegenteil. Das südsibirische Gebirge sieht ähnlich aus. Wir haben den Gora Cherskogo, er ist 2588 Meter hoch«, antwortete sie und sah ihn dabei an. »Ihr Zuhause ist sehr schön. Ich mag es bei Ihnen.«

»Das freut mich. Danke. Ihre Heimat ist sicher auch wundervoll.«

»Oh ja. Ich hoffe, sie werden es dort mögen.« Nach einer Pause fügte sie trocken an: »Das war eine Einladung.«

»Ah.«

»Und?«

»Ja, natürlich, gerne.«

»Wir steigen eines Tages auf den Cherskogo?«

»Sehr gerne!«

»Versprochen?«

»Ich schwöre es.«

Sie lächelte.

»Möchten Sie nicht doch einmal durchblicken?«

»Nein. Niemals durch ein Fernrohr blicken, Paragraph zwei!« Sie hob scherzend ihren Finger und sah ihn an.

Stubber war ratlos. »Frau und Mann, immer fünfzig-fünfzig, Paragraph eins, den habe ich verstanden, aber …«

»Genau genommen lautet er anders«, half sie ihm weiter, »die Welt ist alles, was ist und was nicht ist.«

Er war erst recht ratlos.

»Schauen Sie sich um«, begann sie, stand auf, kam langsam auf ihn zu, »die Berge, die Bäume, die Landschaft, Sie auch, ich auch, jeder Grashalm, die Welt besteht aus Dingen, die sich durchgesetzt haben, die es geschafft haben, sich breitzumachen. Gegen die anderen, die nie etwas geworden sind. Das nämlich waren bloß Träume, Möglichkeiten, Hoffnungen, lauter winzige, schüchterne, schmale Sachen.«

»Und ein Fernrohr macht die Dinge nur noch breiter«, glaubte er jetzt zu begreifen.

»Genau. Aber Sie dürfen mit geschlossenen Augen hindurchsehen, das ist erlaubt.«

»Na, dann.« Er warf eine Münze ein.

»Was sehen Sie?«

»Die Berge.«

»Jetzt machen Sie die Augen zu. Was sehen Sie nun?«

»Nichts.«

»Doch. Innen. Sie sehen ein Bild von den Bergen.«

»Stimmt.«

»Und jetzt setzen Sie dort etwas hinein. Fantasieren Sie. Stellen Sie sich darin etwas vor, etwas Winziges, irgendetwas, aus dem nichts geworden ist. Ein Samenkorn zum Beispiel. Leider ist es in eine Felsspalte gefallen. Es wäre eine Zirbelkiefer geworden. Sehen Sie sie? Da drüben steht sie, wächst aus der Felsspalte hervor. Ein schöner, mächtiger Baum. Sehen Sie ihn?«

»Ja«, schummelte Stubber, denn alles, was er vor Augen hatte, war dieses wundervolle, wunderherrliche und überhaupt mit allen Wundern bedachte Wesen.

»Darf ich fragen, wie Sie heißen?« Er trat vom Fernrohr weg. Gleich legte sie ihm ihre Hand vor die Augen.

»Welcher Name passt zu mir?«

»Puh …«

»Innen. Was sehen Sie, Stubber, wenn Sie an mich denken?«

»Weiße Locken, helle Haut. Wie Schnee, der im Sonnenlicht glitzert.«

»Nur das?«

»Ein weites Land, alles weiß, strahlend, es blendet fast, Irkutsk vermutlich.« Er lachte. »Sibirien, Alaska, so was.«

»Schön.«

»Was?«

»Alaska. Der Name gefällt mir«, sagte sie, nahm ihre Hand wieder fort, setzte sich zurück auf die Bank. »Ich heiße Alaska, Paragraph eintausend.«

»Sie möchten, dass ich Sie so nenne?«

»Ja.«

Er drehte sich um, blickte zu ihr hinüber.

»Alaska.«

Auch sie sah ihn an.

»Stubber.«

Für eine Weile ließen ihre Augen nicht mehr voneinander.

»Und Sie sind auf der Walz?«, wiederholte er. In seiner Verlegenheit war ihm keine kluge Frage eingefallen.

»Manchmal sind Sie sehr nüchtern.« Sie lächelte. »Ja, auf der Walz.«

»Aber Sie sind eine Frau.«

Sie lachte auf. »Ha, kaum zu glauben, seit ein paar Jahren ist es auch Frauen erlaubt zu tippeln. Drei Jahre und einen Tag lang. Die Regeln der Zunft sind dieselben wie für Männer. Keine Vorstrafen, unverheiratet, kinderlos.«

»All das gilt für Sie, ja?« Er setzte sich zu ihr auf die Bank.

»Nein.«

»Nein?«

»Ich tipple schon seit fünf Jahren.«

»Warum?«

»Eine Walz bedeutet, nirgends anzukommen. Kost und Logis sind frei. Ich dachte, ich möchte immer so leben.«

»Sie dachten?«

Alaska nickte, sah eine Weile versonnen zu Boden. Dann erst antwortete sie, leise und wie für sich selbst, als überprüfte sie ihren Gedanken.

»Heute ist meine Walz zu Ende«, sagte sie, nahm den Kopf hoch, sah ihn an, »nun bin ich doch angekommen.«

Stubber verstand, brachte aber kein Wort heraus.

Endlich nahm er ihre Hand.

»Bei mir?«, fragte er unsicher.

»Bei Ihnen.«

»Aber …«

»… aber wir sind uns doch erst vor wenigen Stunden begegnet, wollen Sie das sagen? Stubber, wir werden uns nie kennen.«

»Ich fürchte, ich verstehe Sie schon wieder nicht.«

»Es gibt nichts Bekanntes, ganz einfach. Alles ist immer fremd, wenn man genau hinsieht. Wir glauben nur, es zu kennen, aber das ist Faulheit. Dabei ist jede Sekunde neu, jeder Tag frisch erfunden. Wir steigen morgens aus dem Bett, und schon dieser Schritt ist anders. Keine Bewegung, kein Atemzug ist gleich, kein Herzschlag, nichts. Auch die Dinge bleiben nicht, sie verwandeln sich, ständig. Das heißt, die Welt, die wir sehen, ist immer unbekannt. Neuland, überall. Deshalb habe ich diese Paragraphen. Damit ich mich wenigstens irgendwo festhalten kann.«

»Verstehe.« Stubber überlegte kurz, dann fragte er nach. »Ich kenne nur ein paar davon. Was ist Paragraph drei?«

»Miteinander vorsichtig sein.«

»Paragraph vier?«

»Alles verschenken.«

»Paragraph fünf?«

»Stubber, ich habe tausend Paragraphen! Wollen Sie sie alle hören? Das ist langweilig.«

»Gar nicht.«

»Außerdem erfinde ich sie täglich neu«, sagte sie und grinste.

»Nur einen noch, Alaska. Was wäre Paragraph 1001?«

»Der Märchenparagraf.«

»Er lautet?«

»Heiraten. Man reist durch eine Geschichte, und am Ende wird geheiratet. Prinz und Prinzessin heiraten immer sofort.« Sie lachte laut. »Und dann wird geliebt, bis in alle Ewigkeit.«

Der Kopf bleibt auf den Schultern, dachte Stubber und spürte, er war ihm längst heruntergefallen. Dieser Paragraph 1001, er würde ihn befolgen. Ja, dachte er, ja. Er wollte dieses Märchen.

»Alaska, könnten Sie jemanden heiraten, den Sie noch siezen?«

»Ja, Stubber.«

»Das heißt, das ist ein Ja?«

»Ja.«

»Ja?«

»Wie oft wollen Sie noch fragen?«

»Dann ist das also wirklich ein Ja?«

»Jaha!«

Er sprang von der Bank und schrie: »Jaaa!«

Immer wieder rief er es in die Berge, und die Berge waren seiner Meinung.

»Jaaa«, kam es von dort zurück.

24.

Stubber kletterte aus dem Felsenkamin, trat auf den Schotterweg, und das Zittern ließ nach. Er wusste nicht, wie lange er in dem engen Steig gekauert hatte, mittlerweile war es Nacht geworden. Schäfchenwolken zogen am Himmel. Das Mondlicht fiel hindurch und auf die steile Weidefläche über ihm. Wie gesprenkelt sah sie aus. Nicht mehr weit, dann würde er das Plateau vor der Klamm erreichen. Dort hatte die Weiberer-Hütte gestanden.

Die Glocke schlug vom Dorf herauf. Er begriff nicht, es war spät, weshalb schlug sie jetzt? Und es war kein Totengeläut. Pfarrer Georg zog an der großen Pulsglocke, normalerweise tat er das nur zur vollen Stunde und nur tagsüber. Warum ließ er das Dorf nicht schlafen?

Nach einer Weile verstummte sie wieder. Bloß ihr dumpfer Nachhall in den Bergen war noch zu hören. Er hatte sie nicht gezählt, aber es waren gewiss mehr als elf Schläge gewesen. Seltsam, dachte Stubber und horchte dem Echo hinterher. Es wollte und wollte nicht enden.

Es klang wie ein stoßweises Beten oder Murmeln.

Plötzlich fürchtete er, es könnten die Frauen sein. Waren sie tatsächlich den weiten Bogen über den Katzenbuckel und den Fedorahügel gelaufen? Zwar hatte er die Abkürzung durch den Felsenkamin genommen, hatte aber immer wieder innegehalten. Waren sie wieder da?

Verhetzt sah er zu allen Seiten hin, es ließ sich nichts entdecken. Das dumpfe Tönen war nicht zu verorten. Kam es von dort drüben, vom Waldrand? Oder gar von hier, vielleicht der steilen Weide über ihm? Vielleicht hockten sie hinter den vereinzelten Felsbrocken?

Nein, versuchte er sich zu beruhigen, hier ist nichts und niemand. Die Frauen können dir nicht gefolgt sein. Der Kopf bleibt oben, das alles bildest du dir ein. Ein Phantomgeräusch. Möglicherweise ist es nur dein Blut, das dir laut durch die Adern pulst. Ja, dachte er gleich, ja. Diese fernen, dumpfen Schläge kannte er aus seiner Schulzeit.

Er erinnerte sich nur allzu gut daran.

Damals, im Direktorat, als er zur Strafe die zweitausend Teile seines Modellflugzeugs zurückbauen musste, hatte er ein ähnliches Geräusch gehört. Zu Anfang hatte er nur die hämischen Blicke der Lehrer gespürt, die platt gedrückten Nasen seiner Mitschüler am Fenster gesehen, doch mit einem Mal hatte er ein leises Klopfen vernommen. Als träfen ihn diese Blicke körperlich. Wie dumpfe Einschläge auf der Außenhaut. Erst auf dem Nachhauseweg hatte er verstanden. Es war sein eigener Puls gewesen, das wütend pochende Blut, das da gegen die Lehrer, die Mitschüler und gegen die Welt überhaupt geschlagen hatte.

Falsch, dachte Stubber jetzt, du belügst dich selbst. Dieses Geräusch ist nicht innen, es ist außen. Es kommt von dort und von hier. Von allen Seiten. Und es hört nicht auf. Das sind die Frauen! Ja, sie murmeln, irgendwo in der Dunkelheit. Vielleicht beten sie auch. Aber sie sind wieder da!

»Ist da wer?«, presste er hervor.

Das Geräusch blieb.

»Ist da jemand?«, schrie er in die Berge. »Seid ihr das?«

Sein Echo kam zurück. Und das Geräusch blieb.

Stubber rannte los, hetzte den Hang hinauf.

Das Gelände war steil, und auf dem nassen Gras lag bereits Raureif. Er fiel, stürzte über die Geilhaufen, die bei dem spärlichen Licht nicht zu sehen waren. Immer wieder rutschte er talwärts, in seiner Empfindung brauchte er für diese paar Höhenmeter eine Ewigkeit.

Endlich langte er auf dem Plateau an, stützte die Arme auf die Knie, atmete, atmete. Dabei sah er sich um. Schemenhaft ließ sich das Kassenhäuschen erkennen, daneben das gusseiserne Gestell mit dem Fernrohr. Obwohl es nur etwa dreißig Meter von der Explosion entfernt gestanden hatte, war es völlig unbeschadet geblieben. Stubber wunderte sich nicht. Nachdem die schweren Holzbalken der Weiberer-Hütte nachgegeben hatten, war der Druck nach draußen entwichen, die Kompressionswelle schnell verebbt. Aus diesem Grund hatte es auch nicht gebrannt. Zwar musste es für Momente eine enorme Hitzeentwicklung gegeben haben, vielleicht hatten einige Gegenstände sogar Feuer gefangen, der nachfolgende Sog aber hatte es unmittelbar wieder erstickt.

Der Sepp, fuhr es ihm durch den Kopf, er hatte Wolle am Körper getragen! An jenem Abend nämlich hatte er ihm, wie so oft, seine grellfarbige Strickjacke überlassen, weil sein geliebter Sprenghelfer diese stets voller Stolz getragen hatte. Wie eine Uniform. Dann war er nicht mehr Josef Dornacher gewesen, sondern der Sprengmeister Josef Dornacher.

Vermutlich hatte er lichterloh gebrannt, dachte Stubber nun, als seine Lungen platzten.

Noch immer dieses Geräusch …

Vielleicht ließ sich durch das Fernrohr etwas entdecken? Das Mondlicht war schwach, gewiss sah er darin nur Schwarz vor Schwarz, dennoch wollte er es versuchen.

Er schlich sich zu dem gusseisernen Apparat hinüber, zog eine Münze aus seiner Hosentasche hervor.

Hier hatte er seine Frau geheiratet, Paragraph 1001. Aber Paragraph zwei, erinnerte er sich weiter, man durfte nur mit geschlossenen Augen hindurchsehen.

Stubber steckte die Münze wieder ein.

»Ah, der Herr Sprengmeister!« Eine plötzliche Stimme. Sie kam aus dem Kassenhäuschen.

»Ja«, gab er erschrocken zurück.

Es war die Ticketverkäuferin.

»Roserl! Was machst du hier, mitten in der Nacht?«

Ein gurgelndes Geräusch kam zur Antwort. Das alte Roserl war ein bisschen verrückt, sie machte diese Töne ständig. Die Balzlaute eines Birkhahns. Ein Tick.

»Könnte ich Sie auch fragen, Sprengmeister«, antwortete die Alte und knipste die Lampe hinter den geschlossenen Fensterläden an. Durch die hölzernen Lamellen fiel das Licht einige Meter über das Plateau hin. Stubber blickte zu der Stelle, an der die Weiberer-Hütte gestanden hatte. Ein mannshoher Haufen lag dort. Langsam näherte er sich ihm. Das Betonfundament war unversehrt geblieben, darauf lagen die dicken Holzbalken der Hütte, zu einem Stapel aufgeschichtet. Seitlich davon die zerfetzten und verbogenen Wellblechplatten des angebauten Verschlags, in den er seine Tasche gestellt hatte. Auch sie waren ordentlich geschlichtet, erinnerten ihn an die abgegriffenen Seiten im Auftragsbuch seines Vaters. Offensichtlich war hier bereits aufgeräumt worden.

Stubber tat ein paar Schritte zur Seite, horchte den Hang hinunter. Kein Beten. Kein Murmeln. Nichts.

Er atmete kurz durch, war erleichtert, sein Hirn hatte ihm dieses Geräusch offenbar nur vorgegaukelt. Andererseits irritierte ihn genau das. Warum belog es ihn? Vermutlich war die Antwort einfach, er hatte den ganzen Tag über nichts gegessen, nichts getrunken, da spielten die Sinne schon mal verrückt, redete er sich zu, nein, die Frauen waren ihm seit dem Zigeunerhügel nicht mehr gefolgt, nein, sie hatten gewiss kehrtgemacht, lagen längst in ihren Betten. Nochmals horchte er. Nein, da war einfach nichts.

Allein das Wasser in der Klamm über ihm war noch zu hören. Ging man neben dem Kassenhäuschen um die Felsen herum und in die Schlucht hinein, tobte es das enge Bett herab, hier aber war es bloß ein entferntes Murmeln.

Ein Geräusch, das auch von den Frauen hätte stammen können, zweifelte er erneut einen Moment lang. Aber nein, nein, nein, sie konnten ihn wirklich nicht überholt haben, irre war er noch nicht, er hätte es bemerkt, wenn sie an ihm vorbei und in die Klamm hinaufgeschlichen wären, seine fünf Sinne hatte er noch beisammen.

Wieder gab die Ticketverkäuferin kullernde und fauchende Töne von sich.

Die Balzlaute der Birkhähne hatte sie sich aus purer Langweile, zum Zeitvertreib angeeignet, immerhin gab es Regentage, da verkaufte sie keine einzige Eintrittskarte.

Vor über sechzig Jahren schon hatte sie damit begonnen, all die Geräusche vor ihrem Fenster nachzuahmen. Das Hämmern eines Spechts konnte sie mit den Zähnen klackern, einen kleinen Geröllsturz mit der Zunge schnalzen, den stürzenden Andreasbach mit den Backen prusten, das Keckern eines Fuchses mit aufgerissenem Mund lachen. Am eindrucksvollsten aber waren ebenjene Laute der Birkhähne zur Paarungszeit. Hier ließ sie ihre Kehle vibrieren, schob sie dabei gleichzeitig den Hals hoch und runter.

Stubber hatte in den Jahren, die er hier oben zu tun gehabt hatte, manchmal kurz mit ihr geplaudert. Er mochte diese liebenswerte alte Dame, die er noch nie außerhalb des Ticketschalters gesehen hatte.

Leider war Roserl, wenn sie einmal sprach, nicht mehr aufzuhalten, es stürzte nur so aus ihr heraus, ohne Punkt und Komma.

»Du bist wie das Wasser in der Klamm«, hatte er einmal gesagt und ihr liebevoll die Wange gestreichelt. Da hatte sie ihm die Hand weggeschlagen.

»Streicheln Sie mich nicht wie ein altes Weiblein!«

»Aber du bist ein altes Weiblein«, hatte er freiheraus geantwortet.

»Und Sie sind ein grober Klotz«, war sie kurz laut geworden, »im Umgang mit Frauen müssen Sie noch einiges lernen, Sie Rotzlöffel.«

»Entschuldige, Roserl, es war lieb gemeint.«

»Ich weiß, Sie sind ja auch ein lieber Rotzlöffel.«

»Stellen Sie sich vor, was passiert ist …« Sie öffnete die Fensterläden ihres Häuschens. »Vor ein paar Tagen«, sprudelte sie los, »also ich sehe ein Birkhuhn, es sitzt auf dem Fernrohr da drüben. Gleich habe ich meine Balzgeräusche gemacht, und was passiert? Es kommt angeflogen. Aber nicht nur eines. Stückerer sieben! Sieben geile Birkhühner, stellen Sie sich das mal vor. Sind alle auf meinem Dach gelandet. Ha, dachte ich, die sind heiß auf mich. Dabei hatte ich ganz vergessen, dass da oben ein Wetterhahn montiert ist, aus Blech. Auf den waren die scharf. Der ist zwar völlig verrostet, aussehen tut er trotzdem noch wie ein Mann, und drehen kann er sich auch noch. Als dann ein Wind aufkam, ist er um die eigene Achse gewirbelt, und die Frauen sind ganz wild geworden, haben den armen Hahn bald attackiert. Aber den hat das nicht gekümmert, der hat sich gedreht und gedreht. Und die Birkhühner? Die sind durchgedreht, vor lauter vergeblicher Erotik. Am Ende haben sich die Frauen gegenseitig vom Dach gepickt. Was für ein

Theater!« Die Alte lachte aus vollem Hals. »Eine schöne letzte Vorstellung.«

Stubber sah sie fragend an.

»Was soll das heißen?«

»Ich werde sterben«, meinte Roserl wie nebenbei.

»Was? Warum?«

»Die Feuerfrau war da.«

»Wer?«

»Die Feuerfrau.«

»Du meinst diese uralte Geschichte von der Familie mit dem Planwagen?«

»Die Feuerfrau vom Zigeunerhügel, genau.«

»Und deshalb stirbst du?«

»Ja, mit ihr kommt der Tod.«

»Aber das ist ein Ammenmärchen.«

»Ich habe sie gesehen, vor drei Wochen, in jener Nacht.«

»Du meinst die Explosion?«

»Genau.«

»Du warst hier, als die Hütte gesprengt wurde?«

»Ich bin immer hier.«

»Und was hast du gesehen?«

»Die Feuerfrau, sag ich doch. Sie hat den Tod ihrer Familie gesühnt.«

»Unsinn! Was bitte hast du genau gesehen, Roserl?«

»Also … In dieser Nacht, ich habe kein Auge zubekommen. Wegen dieser Geburtstagsfeier. Die Musik, die

Männer, das Gegröle, schrecklich. Immer wieder bin ich aufgestanden, habe hinübergeschaut. Und was sehe ich plötzlich? Eine Gestalt schleicht um die Hütte. Es war zu dunkel, ich konnte das Gesicht nicht erkennen, außerdem hatte sie eine Kapuze über den Kopf gezogen. Aber es war eine Frau, darauf würde ich wetten, der Körper, die Bewegungen, das klapprige Gestell, es war die Feuerfrau!«

Die Alte hob beschwörend die Hände, duckte sich verängstigt dahinter weg, verstummte.

»Roserl, bitte erzähl weiter!«, drängte er sie.

»Was soll ich sagen, die Feuerfrau eben. Es war kurz vor Mitternacht, da kommt der Wagen von Rachel Brugger. Ausgestiegen sind aber zwei Damen. Der Wagen fährt wieder weg. Ich schaue zu der Gestalt hinüber, jetzt war sie plötzlich fort. Aber im letzten Moment sehe ich noch, wie sie in den kleinen Verschlag an der Hütte schlüpft. Bis kurz vor der Explosion ist sie dann dringeblieben. Ich hab auf die Uhr gesehen, es war Punkt 1.30 Uhr, als sie wieder rauskam und in Richtung der Felsen davongehuscht ist. Und was sage ich, einen Moment später knallt es!«

»Pst, Roserl!« Stubber hielt sich den Finger vor den Mund. »Da ist etwas.« Vorsichtig ging er die paar Schritte nach vorne, horchte den Hang hinab. Dort unten, in der Dunkelheit: Atmen!

Die Frauen …

»Hörst du das, Roserl, das Keuchen?«, zischte er zu ihr hinüber.

»Nein«, gab sie beiläufig zurück, »ich höre nichts«, und zog die Fensterläden vor ihm zu.

»Bitte, du hörst wirklich nichts?«

Wie zur Antwort schaltete Roserl das Licht im Kassenhäuschen aus.

Was sollte er tun? Immer weiter davonlaufen? Bis zum Gipfel? Was, wenn sie ihm auch dorthin folgten? Oder den Hang hinunterrennen, geradewegs auf sie zu und durch sie hindurch? Oder gar stehen bleiben, einfach abwarten? Stubber merkte, dass er wieder schwitzte, nicht bloß an den Händen.

Am Nachthimmel wurde es nun lichter, der Mond trat hervor, schob sein Gesicht neugierig an der letzten Wolke vorbei. Dabei erhellte er die Felsen zunächst an dem Fleck, wo die Hütte gestanden hatte, dann kroch er über das Plateau hinweg und fiel schließlich die Weide hinab.

Was Stubber dort sah, war ein Zug schwarz gekleideter Frauen. Sie bewegten sich schleppend, zäh. Und es waren nicht fünf, es waren mehr.

Die Witwen, dachte er.

Alle Witwen.

25.

Um sich abzustimmen, traf man sich wenige Tage vor dem Sammelbegräbnis in großer Runde in einem Besprechungszimmer der Justiz. Wie immer begann als erste der polizeilichen Abteilungen die Spurensicherung.

Ihre Arbeit hatte nicht die geringsten Hinweise auf den Tathergang oder den möglichen Täter ergeben. Im Umkreis von drei Metern um die Hütte war das Gestein verrußt gewesen. Auf dem gesamten Plateau hatte man Schuhabdrücke genommen. Einige stammten nachweislich von den Toten, die meisten aber würden wohl unbestimmt bleiben müssen. Immerhin kamen hier täglich Wanderer aus aller Herren Länder vorüber, ein Abgleich mit den Behörden würde Jahre dauern. In der Hütte waren zerfetzte Teile der Tasche sichergestellt worden. Darauf die zu erwartenden Fingerabdrücke des Sprengmeisters und seines Gehilfen, Josef Zornacher. Alle anderen privaten Gegenstände wie Uhren, Tabletten, Lippenstift, Taschenmesser und dergleichen konnten den elf Opfern, den beiden Tänzerinnen und dem Sprengmeister zugeordnet werden. Die Anwesenheit einer weiteren, unbekannten Person in der Tatnacht ließ sich nahezu ausschließen.

»Nahezu … aber wir haben schon Pferde vor der Apotheke gesehen«, beendete die Spurensicherung ihren Bericht.

Im Anschluss führte der Staatsanwalt kurz aus, er habe sein Augenmerk insbesondere auf den Sprengmeister gerichtet, ein Gefühl sage ihm, hier sei der Schlüssel zu allem zu finden. Seine umfangreichen Bemühungen dieser Tage hätten viel Interessantes ergeben, jedoch nichts, das sich vor Gericht verwenden ließe. Eines aber sei unzweifelhaft, nämlich dass in den vergangenen sieben Jahren, seit dem Tod seiner Freundin, jener ominösen fremden Frau, von der niemand wisse, woher sie überhaupt gekommen war, aus diesem wortkargen und mürrischen ein schlechterdings stummer und verfinsterter Mann geworden sei.

»Der spricht gar nicht mehr, kein Wort. Aber egal, wir wollen mit dem ja sowieso nicht reden. – Uns macht der Angst«, dergleichen habe er allerorten hören müssen.

Die Befragung einiger seiner Auftraggeber habe dieses Bild nur noch verstärkt. Sie berichteten, dass er Arbeiten immer sorgfältig, pünktlich und zuverlässig erledigte. »Wie eine Maschine, ja, ein Untoter ist der«, diesen Vergleich hatte der Leiter des Straßenbauamts bemüht. Zu beanstanden hatten sie zudem dessen zunehmende Verwahrlosung gehabt. Diese sei aber ohne Belang gewesen, weil ein Stubbensprenger ohnehin alleine oder höchstens mit einem Sprenghelfer zusammenarbeiten würde, zu diesem Zeitpunkt die Baumfäller längst weg seien, der Hubschrauber das Holz schon ins Tal geflogen habe, mit anderen Worten, den müsse niemand riechen.

An dieser Stelle ließ der Staatsanwalt unerwähnt, dass es auch andere Aussagen gegeben hatte. Die des alten Zornacher etwa.

»Der Sprengmeister ist ein feiner Kerl, der hat das Herz am rechten Fleck, ja, ein warmer Mensch. In den letzten Jahren ist er halt sein eigner Planet geworden. Außen, auf der Kugel, da ist das normale Leben, er ist fleißig und macht und tut, dann kommt die erkaltete Kruste, hart und verschlossen, aber innen drin brennt er noch, das sage ich Ihnen, der brennt wie Hölle.«

Der Staatsanwalt hatte nur Nebensächlichkeiten preisgegeben. Er wollte sich nicht in die Karten sehen lassen.

Auch die darauffolgende Stellungnahme des Sprengstoffexperten hatte keine großen Neuigkeiten zu bieten, deckte sie sich doch mit den Aussagen des Sprengmeisters. In dessen Tasche seien ungefähr fünfzehn Kilo Nitroglyzerin gewesen, was der Explosionskraft von circa zwanzig Kilo TNT entsprach. Für eine mittelgroße Brücke brauche man dieselbe Menge, nur damit man sich vorstellen könne, was für ein Druck in der Hütte geherrscht habe, 1200 mbar!, erklärte er den Anwesenden. Holzbalken würden diesem natürlich bald nachgegeben haben, leider aber etwas zeitversetzt, sodass zuvor bereits die Haut der Opfer aufgeplatzt sein musste, Körperteile abgerissen worden waren. Aber er wolle der Arbeit des Herrn Kollegen Gerichtsmediziner nicht vorgreifen.

Das sei völlig korrekt geschildert, hatte der bestätigt und noch angefügt, dass der Versehrtheitsgrad der Leichen Rückschlüsse auf ihren Aufenthalt zum Zeitpunkt der Explosion zulasse. Josef Zornacher etwa sei als Torso aufgefunden worden, musste sich somit in unmittelbarer Nähe zur Detonation befunden haben. Was zwar nichts heiße, aber schon etwas heiße. Er blickte in die Runde und übergab das Wort dem leitenden Kommissar.

»Steht alles in meinem Bericht«, meinte der knapp, »ich habe ihn für euch kopieren lassen.« Er deutete auf seine Mitarbeiterin, die neben ihm saß, und verließ den Raum.

»Sie müssen ihn entschuldigen, Magen-Darm«, sagte sie und begann, die Blätter, die er an seinem Platz zurückgelassen hatte, zu verteilen. »Keine Angst, er ist nicht mehr ansteckend«, schob sie hinterher.

»Oh«, meinten einige in der Runde, dann wurde schweigend gelesen.

Zusammenfassung der Nachforschungen zur Explosion vom 12.10.1985.
Zeugen: keine.
Mutmaßliche Zeugin: Rosemarie (»Roserl«) Lang. Geb. 26.7.1901. Ohne festen Wohnsitz. Lebt nach eigener Aussage im Ticketverkauf auf dem Plateau. Befragung ergab, sie will die Feuerfrau gesehen haben. Ihr wurde eine psychosoziale Beratungsstelle empfohlen, die Unterbringung in einem Altenheim ist in die Wege geleitet.

Befragte Personen insg. 218 – ohne Relevanz.
Befragung von Person 13 und 14 – mit Relevanz.
Hierbei handelt es sich um die »Tänzerinnen«.

– Hannelore Hierl, geschieden, 2 Kinder.
– Monika Altmoos, geschieden.
Beide im Archiv der Stadtverwaltung tätig.
Wiederholte Einvernahme ergab:
Sie haben die Hütte am 11.10.85 um 23.59 Uhr betreten. Sie waren als Tänzerinnen gekleidet, Zitat Frau H. Hierl: »Erotischer Schnickschnack.« Nach eigener Aussage üben sie diese Tätigkeit nur gelegentlich aus.
Von 23.59 Uhr bis circa 00.10 Uhr haben sie Franz Brugger angetanzt (bei der Explosion verstorben).
Sämtliche Männer dort waren alkoholisiert. Einige wurden bald zudringlich. Da rief der Sprengmeister: »Hört auf, ihr Arschlöcher.«

In diesem Moment löschte jemand das Licht, mutmaßlich Andreas Herfurt (bei der Explosion verstorben). Dieser brüllte nun ebenso: »Wir sind Arschlöcher? Wir kümmern uns um unseren Nachwuchs, wir lassen unser Kind nicht bei fremden Leuten aufwachsen, du kaltes Mensch, du.« Jetzt gab eine Prügelei. Ebenso gewaltvolle Attacken gegen die beiden Frauen. »Es kamen immer mehr Hände, überall waren Zungen.«
Frau H. Hierl wurde am Hals gepackt und zu mehreren Küssen gezwungen.
Frau M. Altmoos von einem Finger penetriert.
Um circa 00.15 Uhr haben beide die Hütte verlassen.
Vor der Tür stießen sie auf den Sprengmeister, der eine Wunde im Gesicht hatte.
Gemeinsam stiegen sie ins Tal ab.
Um circa 01.00 Uhr trafen sie am Haus des Sprengmeisters ein. Die Frauen haben dort übernachtet. Sie sind nicht zur Polizei gegangen, weil sie sich schämten. Von der Explosion haben sie nichts mitbekommen, sie waren unter der Dusche, respektive standen sie noch immer unter Schock. Ihrer Einschätzung nach trauen sie jedem der Männer die Tat zu. Explizit nehmen sie jedoch Josef Zornacher davon aus. Dieser habe auf einem Bierfass gehockt, gelacht und dirigiert, zu keinem Zeitpunkt sei von ihm eine Gefahr ausgegangen.
Alle anderen bezeichnen sie als »räudige Hunde«.

Nachdem auch der Staatsanwalt diese Stellungnahme gelesen hatte, konnte er kaum noch an sich halten. Das klang ja so, als seien die Männer nicht ganz unschuldig an ihrem Tod, als sei dieser Josef Zornacher nichts weiter als ein herzallerliebstes Dummerle gewesen. Jetzt wollte er zumindest einige Karten auf den Tisch legen.

»Ich kenne den Täter«, begann er, »ich sage Ihnen, was da gelaufen ist.« Seine Stimme klang klar, nüchtern, überzeugend, seine Schilderung präzise.

Der Sprengmeister hatte zusammen mit seinem Gehilfen in der Hütte nächtigen wollen. Als er sich dort unverhofft mitten in einer Geburtstagsfeier wiederfand, hatte er die Tasche mit dem Dynamit kurzerhand in den angebauten Verschlag gestellt. Es gab eine Verbindungstür zum Hauptraum, diese ließ sich nicht abschließen. Jeder der Männer hatte Zutritt gehabt.

Um Mitternacht überschlugen sich die Ereignisse, und der Sprengmeister floh gedanken- und verantwortungslos aus der Hütte. Wiederholte Befragungen seiner Person in den vergangenen drei Wochen hatten ergeben, dass er sich während des Abstiegs ins Tal kaum über den zurückgelassenen Sprengstoff oder die Männer Gedanken gemacht hatte. Nicht einmal um seinen Freund Josef Zornacher war er allzu besorgt gewesen. Dessen Leichnam wurde übrigens mit der Jacke des Sprengmeisters bekleidet aufgefunden. Zwar hatte diese kurzzeitig in Flammen gestanden, doch unter den Achseln des Toten war die grellfarbige Wolle noch deutlich zu erkennen gewesen.

Als Ludwig Zornacher zur Identifizierung seines Sohnes erschienen war, hatte er kurz schmunzeln müssen. Auf Nachfrage hatte er erklärt, dass dies die Jacke des Sprengmeisters sei. Sein Sohn habe sie oft von ihm bekommen, weil sie ihn stolz gemacht habe, in diesem Fall aber sei es wohl eher aus Fürsorge geschehen. Sein Josef nämlich habe stets zwischen Kühen geschlafen, war die wärmenden Körper gewohnt, hatte in der Hütte vermutlich bald gefroren, gewiss habe ihm der Sprengmeister aus diesem Grund die Jacke überlassen.

»Also«, fuhr der Staatsanwalt fort, »langsam kommen wir der Sache näher. Widmen wir uns doch einmal diesem Josef Zornacher. Dreißig Jahre alt, frühkindliche Hirnschädigung, Folge einer Infektion während der Schwangerschaft. Unterm Strich, ein Dreijähriger.« Er senkte den Blick. »Ein erbarmungswürdiges Wesen.«

Aus seiner Sicht brauchte es hier kein Motiv, hier war schlicht alles denkbar. Aber, gab sich der Staatsanwalt plötzlich bescheiden, er sei kein Mediziner. Deshalb habe er sich Rat geholt. Von einem befreundeten Paar. Vorgestern, in den Alten Weinstuben, fügte er hinzu. Mit ihr habe er gemeinsam studiert, heute habe sie eine Praxis für neurologische Erkrankungen, ihr Mann führe einen Betrieb zur Herstellung medizintechnischer Geräte. Mithin zwei Fachleute.

»›Ist so ein Kretin zu solch einer Tat fähig?‹, habe ich die beiden gefragt«, hob er die Stimme. »Die Antwort war: ›Aber sicher doch!‹ Sie haben es mir gemeinsam erklärt, die Neurologin und der Elektrotechniker: ›Missratene Strukturen im Zerebrum sind wie Kabelsalat in einem Stromkasten. Steht nur ein einziger Leiter frei heraus, schon wird es gefährlich. Bei Kontakt fließt der Strom gewissermaßen in die falsche Richtung. Er kehrt sich um. Und das Gehirn wird zu seinem eigenen Gegenteil.‹ – ›Sein eigenes Gegenteil?‹, habe ich sofort nachgefragt. ›Ihr meint, dieser Zornacher könnte gesprengt haben, ohne zu wissen, dass er es tut?‹ – ›Möglich‹, hat mir meine Freundin geantwortet, ›die gesamte Spezies Mensch ist suboptimal verkabelt, unsere Dächer sind alle undicht, beim einen mehr, beim anderen weniger, wir sind alle Monster, mehr oder weniger gut getarnte Ungeheuer.‹«

Der junge Staatsanwalt machte eine Pause, ließ seine Ausführung auf die Anwesenden wirken, dann sprach er sein persönliches Urteil: »Josef Zornacher hat zum Zeitpunkt der Explosion die Strickjacke des Sprengmeisters getragen. Er war so ein getarntes Ungeheuer! Dieses hirnversehrte Geschöpf hat an sich hinabgesehen und gedacht, ich bin der Sprengmeister, ich muss sprengen! Kein Zweifel, er ist der Täter.«

»Ah.«

»Logisch.«

Ein Dritter fragte noch: »Aber der Sprengmeister, was ist mit dem?«

Die Antwort des Staatsanwalts kam wie nebenbei: »Wird sich zeigen.«

Grobe Fahrlässigkeit, wusste er, das Missachten sämtlicher Vorschriften und Vorsichtsmaßnahmen, zudem mangelnde Einsicht, all das würde in einigen Monaten Gegenstand eines gerichtlichen Prozesses. Mit großer Wahrscheinlichkeit würde man ihn zu einer Haftstrafe verurteilen, mit oder ohne Bewährung, zudem erhielte er Berufsverbot auf Jahre, wenn nicht lebenslang.

»Der kriegt, was er verdient«, meinte er noch, dann verließ er den Raum.

26.

»Wir sollten uns küssen«, hatte Alaska geflüstert, nachdem sein gebrülltes »Jaaa« in den Bergen verklungen war, Paragraph 1001.

»Und wir sollten uns duzen«, fügte Stubber hinzu. Dann war er auf sie zugegangen.

Ein Kuss. Behutsam.

Nach einer langen Weile löste sie ihre Lippen, schmunzelte ein wenig.

Stubber war verunsichert.

»Falsch?«, fragte er.

»Nein, gar nicht.«

»Aber?«

»Der Vogel, ich musste lachen, Entschuldigung.«

Jetzt lächelte auch Stubber. Ein Berglaubsänger saß in den Baumwipfeln und tschirpte vor sich hin. Sein sekundenlanger Gesang endete in kurzen, schmatzenden Geräuschen. Es klang, als klatschte er Beifall.

»Er möchte, dass wir tanzen«, sagte sie und sah ihn an.

Stubber zögerte nicht, fasste sie vorsichtig um die Hüfte, und die beiden begannen ihren Hochzeitstanz. Langsam, kaum ein Drehen. Sie hielten sich bloß. Der Vogel hatte längst aufgehört zu singen, da standen sie noch immer auf dem Plateau, wollten einander nicht loslassen.

»In meiner Heimat feiert man eine Hochzeit in Lumpen.« Sie legte ihren Kopf an seine Brust. »Man darf nur zerschlissene Kleider tragen, eine Tradition der Kosaken.«

»Erzähl mir davon! Ich liebe es, wenn du sprichst«, meinte er und dachte, schäm dich, was redest du.

»Nach dem kirchlichen Zeremoniell treffen sich die Gäste am Abend wieder, auf einem Plateau hoch über dem Baikalsee. Sie haben sich umgezogen, alte Röcke, löchrige Hemden, abgetragene Jacken, alle sehen ärmlich aus, es gibt keinen Unterschied mehr, jeder ist gleich. Dann wird gegessen und getrunken, Brot und Käse und Wein, und es wird getanzt und gesungen, bis 24 Uhr. Punkt Mitternacht stürmt die Hochzeitsgesellschaft los, die Männer stürzen sich auf den Bräutigam, die Frauen auf die Braut und zerren ihnen die Kleider vom Leib. Die beiden rennen davon. Zum Baikalsee hinunter. Dort müssen sie nun die Nacht verbringen, wie Gott sie geschaffen hat. Adam und Eva.«

»Selbstverständlich steht am Ufer ein Zelt bereit, das Brautpaar würde sonst erfrieren.« Leise fügte sie hinzu: »Du wirst staunen, wenn du dieses Plateau siehst. Die Hochzeitsgäste nämlich zerreißen bei Morgengrauen ihre Kleider und binden sie in die Bäume. Das bedeutet, man häutet sich, man streift sein altes Leben ab. Man könnte auch sagen, alle sind schwer betrunken.« Sie lachte kurz. »Seit Hunderten von Jahren geht das so, und mittlerweile ist der ganze Wald voller Stofffetzen, überall. Wenn der Wind weht, dann tanzen die Bäume wie verrückte Gliederpuppen.«

»Eines Tages heiraten wir dort noch einmal«, sagte Stubber. Er nahm ihr Gesicht in beide Hände. »In deiner Heimat.«

»In meiner Heimat? Versprochen?«, fragte sie.

»Versprochen!« Er nickte. »Versprochen.«

Fünfzehn Monate später starb Alaska.

Und Stubber fühlte sich an seinen Schwur gebunden. Er galt auch über den Tod hinaus. Zumindest seinen Teil davon konnte er halten.

Nachdem er seine Frau in die Berge getragen hatte, stieg er ab und ging zum Bahnhof: »Nach Sibirien, Irkutsk.«

Die Schalterbeamtin sah ihn verwundert an, schüttelte den Kopf. »Ausland? Machen wir hier nicht. – Nur bis zur Grenze.«

Ohne eine Antwort abzuwarten, stellte sie eine Fahrkarte aus, schob sie durch den Schlitz im Glas. Dabei sah sie sich ihr Gegenüber kurz genauer an. Der leblose Blick, die verstörten Bewegungen, wie gesprengt sah der aus. So einer, der fuhr nirgendwohin, dachte sie, der fährt direkt ins Niemandsland.

Stubber öffnete Abteil um Abteil. Endlich fand er eines, das leer war. Er setzte sich, zog die Vorhänge zu, kauerte im Halbdunkel der Notbeleuchtung und schloss die Augen. Die Dunkelheit tat wohl.

Doch bald bemerkte er, dass hinter den geschlossenen Lidern ein Licht war. Sosehr er sie auch zukniff, das Licht blieb.

»Die Farbe, die man bei absoluter Finsternis sieht, ist Eigengrau, ein Grundrauschen der Netzhaut«, hatte ihm einst seine Großmutter erklärt, »und was lernen wir daraus, Bub? Es gibt immer eine Hoffnung, wir Menschen haben ein Eigenlicht.«

Da krallte Stubber seine Finger in die Augen, grub die Nägel in die Lider. Aber an die Netzhaut kam er nicht heran.

Endlich schlief er ein.

Stunden später wurde er geweckt. Passkontrolle. Umsteigen. Dann wieder Passkontrolle. Umsteigen. Passkontrolle. Ein letztes Mal umsteigen.

Die Transsibirische Eisenbahn war hellblau, fast weiß. Wie die Augen seiner Frau.

Und sie war voll besetzt, die Sitze zudem klein und schmal. Stubber hatte keine Wahl, er musste sich zwischen fremde Körper pressen. An Schlaf war nicht zu denken. Regungslos saß er, den Blick stier zu Boden gerichtet, bis sein schnarchender Nachbar den Unterarm nach und nach über die gemeinsame Lehne hinweg schob. Er wich zurück, drückte sein Gesäß tief und tiefer in die Polster. Die letzte Haut, die ihn berührt hatte, war Alaskas gewesen. Da begann er zu schreien. Er schrie und schrie.

Der Schaffner brachte ihn in sein Dienstabteil. Hier könne er bleiben, meinte der in erstaunlichem Englisch, die kommenden Tage und Nächte, immerhin seien es über fünftausend Kilometer bis Irkutsk, also vier bis zehn Tage, je nachdem, wie die Zugmaschine durchhielte. Er selbst schlafe solange bei den Küchenangestellten, da sei es ohnehin lustiger.

Der Schaffner zog die Tür zu, ließ ihn allein.

Stubber sah zum Fenster hin. Karges, flaches Land, das sich in der Dunkelheit verlor, darüber der Nachthimmel. Er kauerte sich mit angezogenen Beinen in eine Ecke, starrte vor sich hin. Auf seine Schuhe. Sie waren ausgetreten, die Nähte lösten sich. Damals, als er Alaska im Steinbruch kennengelernt hatte, hatte er sie getragen, auch als er ihr versprochen hatte, sich ihre Heimat anzusehen, immer hatte er sie getragen, all die Zeit über, die er seine Frau wie bewusstlos nur geliebt hatte.

Fünfzehn gemeinsame Monate waren es gewesen, rechnete er nach, fünfzehn Monate und drei Tage.

Die Schuhe haben ausgedient, dachte er, hob den Kopf und sah wieder zum Fenster hin. In der dunklen Scheibe spiegelte sich das Abteil. Ihm war, als führe dort, auf gleicher Höhe, ein zweiter Zug. Mit derselben Geschwindigkeit. Auch darin saß ein Stubber. Er trug die gleiche Jacke, die gleiche Hose, blickte aus den gleichen Augen zu ihm herüber. Auf den Gleisen, dachte er, fahren zwei Leben nebeneinanderher. Vielleicht kommt Alaska zumindest in jenes Abteil da in der Scheibe, hoffte er, vielleicht setzt sie sich zumindest zu dem Glücklichen dort drüben.

Aber sie kam nicht. Nicht in dieser Nacht und nicht in all den Nächten bis Sibirien.

Endlich die Durchsage des Schaffners. Er verstand nur ein einziges Wort: Irkutsk. Er stieg aus und lief ziellos durch die Straßen.

Ihre Straßen, ihre Stadt, dachte er, das Zuhause meiner Frau. Nach ihrer Heimatadresse hatte er nie gefragt. Also glaubte er, sie überall zu entdecken.

Alaska stand an jeder Ecke, saß hinter jedem Fenster, kam jede Gasse herauf. Und war gleich darauf wieder verschwunden. Er rief ihr hinterher. Sie hörte ihn nicht. Er schrie ihren Namen, und die Leute sahen zu ihm hin.

Jemand versuchte ihn zu beruhigen, fasste ihn an der Schulter, er brüllte. Ein Zweiter kam hinzu, wollte ihn festhalten, Stubber schubste ihn zu Boden. Immer mehr Passanten stürzten sich auf diesen wild gewordenen Fremden, aber der prügelte um sich, riss sich endlich los und rannte die Straße hinunter. Er rannte und rannte. Immer geradeaus.

Endlich wurden die Häuser kleiner, wandelten sich zu schlichten Blockhütten mit bunten Fensterläden. Er setzte sich auf eine Bank, die mit Herzen und kyrillischen Schriftzeichen übersät war. So viele Namen, die sich liebten oder geliebt hatten.

Da trat unvermutet eine alte Frau an ihn heran. Sie trug die Tracht der Burjaten, jenes Kleidungsstück, das auch Alaska damals in ihrem Gepäck gehabt hatte, als sie sich kennenlernten. Ein Stück Heimat, das sie nie aus ihrem Felleisen geholt hatte, weil sie nicht wollte, dass es schmutzig würde.

»Möchten Sie Wasser?« Stubber sah sie verblüfft an. Dann erinnerte er sich:

»Wir lernen Deutsch in der Schule, wir haben sogar eine deutsche Zeitung«, hatte seine Frau ihm einst erklärt.

Eine Russlanddeutsche also.

Sie zog eine kleine Plastikflasche aus ihrem Rock, gab ihm zu trinken. Eine Weile saßen die beiden schweigend auf der Bank mit den Herzen. Dann begannen sie einander zu erzählen.

Die Sonne stand hoch am Himmel, als Stubber erwachte. In seinem Schuh steckte eine Nachricht. Die alte Frau hatte sie ihm in der Nacht wohl noch gebracht. Eine detaillierte Wegskizze zum Baikalsee, bis hinauf zu jenem Hochzeits-Plateau, nach dem er sie gestern abschließend gefragt hatte. Auf der Rückseite war ein Herz gemalt. Iryna, stand da.

Als Stubber dort anlangte, zog er sein Hemd aus, riss es in Fetzen, hängte es in die Zweige einer Zirbelkiefer. Ihr Geruch erinnerte ihn an seine Heimat, auch dort gab es diese herrlichen Bäume. Er schloss die Augen, atmete. Wie ein Mensch, der nichts verstand, weil es für einen Moment nichts zu verstehen gab.

Als er die Augen wieder öffnete, sah er das dunkelblaue Wasser des Baikalsees unter sich, die unendlichen Nadelwälder der Pribaikalje und in weiter Ferne die Ausläufer der südsibirischen Berge.

»Eines Tages steigen wir gemeinsam auf den Gora Cherskogo?«, hatte ihn Alaska gefragt. Auch dieses Wort hatte er gegeben. Auch dieses Wort würde er halten.

Er lief los. Der Aufstieg war beschwerlich, es regnete ohne Unterlass. Oben angekommen, setzte er sich an das Gipfelkreuz. Er konnte nichts sehen, so sehr schüttete es.

Das Wasser stand in seinen Augen. Hier war ein Weg zu Ende, das spürte er.

Er versuchte, sich zu orientieren. Ungefähr diese Richtung, ungefähr dort lag seine Heimat.

Und Stubber stieg ab.

In Irkutsk hatte Alaska ihre Walz begonnen, dachte er, sie war die gesamte Strecke, wie die Sonne von Osten nach Westen, zu Fuß gegangen. Er wollte es ihr gleichtun.

Sechstausend Kilometer war Stubber dann unterwegs gewesen, über ein Jahr hatte das gedauert.

Als er endlich in sein Tal zurückgekehrt und durch die Straßen der kleinen Stadt gelaufen war, waren die Leute verwundert stehen geblieben. Mit großen Augen hatten sie ihm hinterdreingesehen, sprachlos. Damit hatte keiner mehr gerechnet, dass der Sprengmeister jemals wiederkäme.

Nur Anna Anzengruber, sie hatte es befürchtet.

27.

Dr. Alfred Haindl trat vom Fenster zurück, stützte die Arme gegen den Schreibtisch, senkte den Kopf.

Sein Bruder hatte die Hütte gesprengt, daran bestand für ihn kein Zweifel mehr.

An jenem Vormittag des 12. Oktober hatte Fritz in der Praxis angerufen, über brennende, unerträgliche Schmerzen in der Wirbelsäule geklagt. Er war sofort zu ihm ins Dorf hinaufgefahren, hatte ihm ein leichtes Opiat gegeben und versprochen, morgen wieder nach ihm zu sehen. Da hatte ihm Fritz unvermutet die Packung aus der Hand gerissen, ihn schelmisch angegrinst.

»Nur für den Notfall.«

»Fritz, gib die Tabletten wieder her!«

»Hol sie dir doch«, hatte er gefeixt und die Ärmel hochgekrempelt.

»Was soll das?«

»Ich bin der Stärkere von uns beiden. Beim Raufen hast du immer gegen mich verloren.«

Heute wusste Dr. Haindl, er hätte ihm die Tabletten wieder abringen müssen, nicht bloß kopfschüttelnd zur Tür hinausgehen. So hatte sein Bruder wohl gleich mehrere genommen.

Gegen Abend jedenfalls musste Fritz schmerzfrei gewesen sein, wie sonst hätte er den Fußmarsch zur Weiberer-Hütte bewältigen können. Die Männer aus dem Dorf waren am frühen Abend gemeinsam aufgestiegen, das hatte ihm seine Schwägerin später unter Tränen berichtet.

Vermutlich hatte er dort oben nochmals ein paar Tabletten genommen, vermutlich zusätzlich Alkohol getrunken. Auch ohne Morbus Crohn wäre er nun vollkommen unzurechnungsfähig gewesen.

Die Folge einer Überdosierung mit dieser Art von Medikament waren Halluzinationen, hybride Wahnvorstellungen, das Hören von Stimmen. Dass er mit seinem Suizid zehn weitere Männer töten würde, hatte sein Bruder in diesem Zustand nicht mehr bedenken können.

Dr. Haindl knipste die Schreibtischlampe an, nahm Stift und Papier zur Hand:

Sehr geehrte Staatsanwaltschaft,

mein Name ist Dr. Alfred Haindl. Ich war der Arzt einiger Männer, die bei der Explosion am 12. Oktober 1985 ums Leben kamen. Auch mein Bruder, Fritz Haindl, war unter den Opfern.

Viele der Hinterbliebenen sind meine Patienten, wie überhaupt die meisten, die dort oben in den Bergen wohnen.

Sie können sich denken, dass ich großes Interesse daran habe, den Täter, respektive die Täterin zu finden. Die Wahrscheinlichkeit, dass er oder sie bei mir in Behandlung war, ist groß. Aus diesem Grund habe ich nun sämtliche Krankenakten der vergangenen zwölf Monate durchforstet, jede Notiz, sogar die Kassetten meines Diktafons nochmals angehört.

Die Hinweise, die ich dabei gefunden habe, möchte ich Ihnen nicht vorenthalten.

Ich weiß um den hippokratischen Eid, und ich weiß auch, dass Sie keine dieser Informationen vor Gericht verwenden dürfen, dennoch lege ich Ihnen die entsprechenden Unterlagen gerne zur Kenntnisnahme bei.

Betrachten Sie dieses Schreiben als »sachdienlichen Hinweis«, mehr ist es nicht. Sie können es ungelesen zur Seite legen, Sie können es in Ihre Nachforschungen miteinbeziehen, wie Sie möchten.

Auf eine der Krankenakten darf ich Sie besonders aufmerksam machen: auf Luka Anzengruber. Der Sohn des Sprengmeisters, wie Sie vermutlich wissen.

Er wächst seit sieben Jahren in der Pfarrei bei Anna Anzengruber auf. Diese Frau wurde mehrmals mit dem Jungen bei mir vorstellig.

Es ergab sich bei ihm eine sehr seltene Erkrankung: das Shapiro-Syndrom. In kurzen Worten ist dies ein zeitweises Aussetzen der körpereigenen Wärmeregulation. Luka war bei seinen Besuchen tatsächlich stets unterkühlt gewesen. Ein neurologischer Defekt ohne hypothalamische Läsionen, also keine Hirnschädigung. Es gibt nur sehr wenige bekannte Fälle. Die Medizin steckt hier noch in den Kinderschuhen.

Dieses Phänomen ist insofern faszinierend, weil Säugetiere und Vögel von Natur aus eine gleichbleibende Körpertemperatur haben, Kaltblüter hingegen nicht, was bedeutet, dass diese Lebewesen deutlich weniger Nervenenden besitzen als etwa wir Menschen. Sie sind mithin weniger schmerzempfindlich.

Ich möchte damit nichts behaupten. Schon gar nicht, dass ein Siebenjähriger als Täter infrage kommt. Betrachtet man aber die Möglichkeit einer genetischen Disposition, so denke ich durchaus, dass sein Vater, der immerhin für den Sprengstoff verantwortlich war, mit großer Wahrscheinlichkeit dieselbe Krankheit in sich trägt. Auch er ein Kaltblut. Auch er weniger empfindsam.

Zwar habe ich der Zeitung entnommen, dass er zur Tatzeit nachweislich nicht in der Hütte war, dennoch bitte ich Sie dringend aufgrund der oben beschriebenen medizinischen Auffälligkeit, bei diesem Mann jeden Stein noch einmal umzudrehen.

Es grüßt Sie Dr. Haindl

Er stand vom Schreibtisch auf, nahm die Krankenakten, die er mit einem roten Kreuz versehen hatte, packte sie in eine Kiste, legte die Mappe *Luka Anzengruber* obenauf und steckte seinen Brief dazu. Dann trug er sie die Treppen hinunter, trat auf die dunkle Straße hinaus.

Es war eine kalte Herbstnacht, immer wieder musste er absetzen, sich in die Hände blasen.

Als er das Gerichtsgebäude erreicht hatte, sah er den Pförtner schlafend hinter der kleinen Scheibe. An der Mauer daneben befand sich ein Briefkasten mit der Aufschrift *Nachteinwurf*. Geräuschlos stellte er die Kiste dort ab, blickte sich um. Nicht dass ihn noch jemand beobachtete und sonst was herumtratschte. Am Ende käme niemand mehr in seine Praxis.

Rasch verschwand er in einer Seitengasse.

28.

Die Frauen keuchten hörbar, kamen mit müden, schleppenden Schritten den Schotterweg herauf. Ihre Bewegungen erinnerten an Kaltblüter, wenn sie bei sinkenden Temperaturen langsamer wurden, nur mit Mühe noch von der Stelle kamen. Ihre lang gezogenen Schatten, die das Mondlicht auf den Hang zeichnete, glichen Echsen, die behäbig bergauf krochen. Riesenechsen, dachte er, Warane.

Stubber trat einen Schritt zurück, dann noch einen und noch einen, versteckte sich hinter dem Kassenhäuschen.

Aus seiner Schulzeit wusste er, Warane konnten Tiere töten, die weit größer als sie selbst, ihnen im Kampf überlegen waren. Ihr gedrungener, schwerfälliger Körper und die kurzen Gliedmaßen ließen ein ausdauerndes Jagen nicht zu, deshalb lauerten sie oft tagelang in einem

Hinterhalt, ehe sie hervorschnellten, kurz zubissen, um sich sofort wieder zurückzuziehen. Die kleine Wunde, die sie rissen, schloss sich nicht wieder, der Speichel des Warans war giftig und hemmte die Blutgerinnung, führte außerdem bald zu Muskelkrämpfen. In großem Abstand krochen die Echsen nun ihrem Opfer hinterher, viele Stunden lang, erinnerte sich Stubber noch an den Diavortrag im Biologieunterricht. Der Lehrer hatte das Bild eines Komodowarans gezeigt und ihn »fieses Viech« genannt. »Eine Mordsgeduld hat der, weil er weiß, sein Gift wirkt, es wirkt langsam, aber es wirkt.« Bald nämlich traten bei der Beute erste Lähmungserscheinungen auf. Das blutende Tier konnte nicht weiter und blieb stehen. Es dauerte eine Weile, ehe endlich die behäbigen Riesenechsen eintrafen. Noch immer warteten sie, lagerten hungrig in einiger Entfernung, bis das Opfer einzuknicken begann, zuletzt von alleine umfiel. Jetzt bissen die Warane in das lebende Fleisch.

Mit einem Mal glaubte Stubber zu begreifen, was die Frauen beabsichtigten. Es war nicht die *stille Jagd*, es war kein Kesseltreiben, sie wollten ihm nur folgen, hartnäckig und in einigem Abstand, bis ihr Gift wirkte.

Du hast seit drei Wochen kaum geschlafen, versuchte er sich zu beruhigen, du hast kaum gegessen, kein Wunder, dass dein Hirn verrücktspielt. »Der Kopf bleibt oben«, wiederholte er. Halblaut sprach er vor sich hin.

»Da unten am Hang, das sind bloß die Schatten der hoch aufragenden Bäume im Wind. Und auch das Keuchen und Murmeln und Beten, das Geräusch der schleppenden Schritte, all das gibt es nicht.«

Oder doch?

Nein, nein, nein!

Er schlug sich mit der Hand gegen die Stirn.

Da begriff er mit einem Mal: Das Gift hatte längst zu wirken begonnen. Er zweifelte und glaubte sich nicht mehr. Er, der sich immer gern ein Gegner gewesen war, war sich zum Feind geworden.

Stubber jagte Stubber.

Seit jener Nacht, die er in der Zelle der Polizeistation verbracht hatte, sah er sich auf der Anklagebank sitzen, und vor ihm, auf dem Richterstuhl, dort saß auch er, saß Stubber selbst. Und dieser bezichtigte ihn unablässig, machte ihm Vorwürfe über Vorwürfe, gab ihm eine Mitschuld, bald die Alleinschuld, behauptete eine Gesamtverantwortung. Dann wieder wurde er milde, entließ ihn auf Bewährung oder sprach ihn gar frei, um ihn im selben Moment erneut am Gewissen zu packen.

»Jetzt sind wir mal ehrlich, ohne dich wären die elf Männer noch am Leben«, sprach Richter Stubber. Und der Angeklagte Stubber nickte: »Ja, das ist die Wahrheit.«

Er hatte die Tasche mit dem Sprengstoff in den kleinen Wellblechverschlag gestellt, schon das war nachlässig und unverzeihlich gewesen. Aber aus der Hütte zu stürzen und seinen Freund alleine zurückzulassen, inmitten dieser Horde Betrunkener, war naiv, geradezu hirnrissig gewesen. Wird schon gut gehen, so schlicht hatte er in jenem Moment gedacht. Und wenn er ganz ehrlich war, er hatte nicht einmal geplant, wieder hinaufzulaufen, den Sepp aus der Hütte zu holen, nicht einmal das hatte er für nötig gehalten, sich stattdessen seelenruhig ins Bett gelegt. Sein Freund hatte sich gewiss in den angebauten Verschlag mit den vielen Decken zurückgezogen, war vermutlich längst eingeschlafen … Kaum ein Gedanke an die Tasche! Kaum ein Gedanke an den Sprengstoff! Wie fahrlässig, wie achtlos den Männern in der Hütte gegenüber. Und wie gleichgültig gegen seinen Sepp. Fürsorglich war das nicht gewesen. Liebend war das nicht gewesen. Kalte Person, was bist du bloß für ein Mensch? Die Anklage lautete: Herzlosigkeit.

Stubber ahnte, diesen Prozess gegen sich selbst, auf Dauer würde er ihn verlieren.

In diesem Moment trat eine erste Frau auf das Plateau. Gleich folgte eine zweite. Dann die dritte, die vierte, es würden gewiss elf werden, vermutete er, sämtliche Witwen. Gestalt um Gestalt erschien. Doch es kamen immer mehr. Schon waren es zwanzig, dann dreißig. Ihr Zug schien kein Ende zu nehmen.

Stubber geriet in Panik, hastete vom Kassenhäuschen

zu dem metallenen Drehkreuz, dem Zugang zur Klamm. Es war versperrt. Er kletterte darüber und rannte in die Schlucht. Hoch über dem stürzenden Wasser hetzte er die Wandstege entlang, dann durch die tunnelartigen Stollen und schließlich die holzbeplankten Steige hinauf. Nun hatte er etwa die Mitte der Felsenschlucht erreicht. Hier begannen steinerne Stufen, die vor über hundert Jahren noch von Hand gehauen worden waren. Unzählige Wanderer hatten sie glatt getreten, sie waren wie poliert und rutschig. Besser er hielt sich an dem stählernen Führungsseil ein. Als er es umfasste, wurde er ein wenig ruhiger, es erinnerte ihn an seinen Sepp, an die Stromkabel, hinter denen er gelebt hatte.

Der Enzian fiel ihm ein, er hatte ihn noch immer in der Tasche.

Zehn Grablegungen hatte er außerhalb des Friedhofgeländes abgewartet, bis endlich auch Josef Zornacher hinabgelassen wurde. Er hatte über die Mauer klettern wollen und ihn seinem Sepp ins Grab werfen, aber er hatte es nicht geschafft, seine Beine waren wie taub gewesen. Stattdessen war er weinend hinter den Steinen hocken geblieben.

Nur ein paar Meter noch durch die Klamm, dachte Stubber, dann über die Almen, und er käme zu der Weide, auf der sein Freund gelebt hatte. Dort wollte er ihn niederlegen.

Endlich langte er auf der Holzbrücke an, die aus der Schlucht heraus und auf die Hochebenen zu führte. In dieser Jahreszeit sanken die Temperaturen dort bereits weit unter null Grad. Sollten ihm die Frauen sogar durch die Klamm gefolgt sein, hier konnten sie ihm nicht mehr nachgehen. Ohne die entsprechende Ausrüstung war man in dieser Höhe verloren. Zudem bedeuteten der steile Aufstieg, die Kälte, die dünner werdende Luft eine Anstrengung, die sie niemals bewältigen konnten. Für ihn galt das nicht, dachte er, er war ein Mann von siebenunddreißig Jahren, sein Körper war ausdauernd, und das ständige Steigen gehörte zu seinem Beruf, niedrigste Temperaturen war er gewohnt. Mochten sie ihm also nachjagen, nachlaufen oder nachkriechen, er würde gehen und gehen, Umwege, Abwege, weite Bögen, dachte er, und am Ende ganz hinauf, bis zu jener Felsenrinne, in der Alaska lag.

Er spürte, wie Schweiß von seiner Stirn rann, auch sein Hemd war nass.

Ein letztes Mal drehte sich Stubber um, sah von der Brücke in die Schlucht zurück. Aber da war niemand, keine Bewegung dort unten. Auf den Felsentreppen, auf den Steigen und Wandstegen, keine Seele, nirgends.

29.

Nach den Bestattungen hatte Pfarrer Georg den Angehörigen noch eine Weile beigestanden, ihrem Kummer zugehört, manch einen in den Arm genommen. Dann hatte er das Gittertor der Pfarrei verschlossen. Nun war er alleine auf dem Kirchhof.

Er sah hinüber zu den frischen Erdhügeln, den vielen Kränzen und Blumen. Ihm war, als warteten die Toten in ihren offenen Gräbern darauf, dass er sich noch einmal zu ihnen stellte und nach all der Schönrederei ein paar ehrliche Worte an sie richtete, jetzt konnte er doch herausrücken mit der Wahrheit.

Pfarrer Georg wandte sich um, lief zur Kellertreppe neben der Kirche und zog sich in seine Schnitzwerkstatt zurück.

Die vergangenen drei Wochen hatte er unablässig Trost gespendet, unzählige Gespräche geführt. Je näher die Stunde der Feierlichkeiten gerückt war, desto weniger hatte er gesprochen, in den letzten Tagen war er beinahe verstummt. Er hatte geredet und geredet, und immer waren es bloß Worte gewesen. Hilfloses Gerede, wie er fand, anderes hatte er nicht zu bieten gehabt, nur laues Geplapper von Zuversicht und Glaube und Fügung. Lächerlich. Wenn er sich selbst dabei zuhörte, bekam er einen bleiernen Geschmack im Mund. Und heute, während der Grablegungen, hatte es ihn sogar mehrmals gewürgt. Floskeln, Allgemeinplätze, Bibelverse, was hatte er nicht alles von sich gegeben, als drückte jemand von außen gegen seine Kehle.

Bei der letzten Grablegung, Sarg elf, hatte er die Notizen, die er sich zu Josef Zornacher, dem Dirigenten, gemacht hatte, aus der Tasche gezogen, sie dann aber wieder weggesteckt. Wie schon an den Gräbern zuvor hätte er nur Worthülsen parat gehabt. Nun war es genug gewesen. Dieses wundervolle Wesen hatte sein dummes Gewäsch nicht verdient. Kurzerhand hatte er dessen Vater gebeten, die letzten Worte für ihn zu sprechen.

Der alte Zornacher aber hatte nur mit der flachen Hand auf den Sarg geschlagen und »Bub« gerufen, als wollte er ihn noch einmal kurz wecken. »Lasst uns zusammen ein Vaterunser beten«, hatte er laut in die Runde gelacht, »mein Junge wird es hören und uns dirigieren.«

Pfarrer Georg hatte sogleich den Kopf gesenkt und die Lippen fest verschlossen, er konnte und er wollte nicht mehr beten. Als er im Gebet der Angehörigen die Worte »Schuld« und »Schuldiger« hörte, war ihm mit einem Mal speiübel geworden, und er musste ein paar Schritte zur Seite gehen, in Richtung Gebüsch.

Tuet Buße, hat der Herr gesprochen, kehret um, hatte er gedacht, während er sich erbrach. Ja, das werde ich, hatte er sich geschworen, ich werde den Talar ablegen und die Worte des Glaubens nicht wieder sprechen.

Pfarrer Georg stieg die kleine Treppe von seiner Werkstatt hinauf ins Badezimmer, spülte sich den Mund. Der bleierne Geschmack wollte und wollte nicht vergehen. Er putzte sich die Zähne, spülte nochmals. Unterdessen sah er unablässig in den Spiegel. Hier stand Georg, der Mensch, aber wer war das dort drüben? Sein Gegenüber war ein Geistlicher und Gottesdiener. Erbärmlich, dachte er, ein Prediger wollte der sein und verstand nichts von Seelen. Ein Blinder, der sich zum Hirten gemacht hatte. Großkotzig hatte der die Obhut für all die Schafe übernommen, war seiner Aufgabe aber nicht gewachsen gewesen. Was für eine Anmaßung! Mochte der Herr ihm vergeben, er selbst würde es niemals.

Er löschte das Licht im Bad, stand in der Dunkelheit. Langsam zog er seinen Talar aus. Er faltete ihn sorgfältig zusammen, legte ihn neben den Wäschekorb auf den

Boden, stellte seine Schuhe dazu. Fortan konnte er kein Geistlicher mehr sein.

Was das bedeutete? Er hatte darauf keine Antwort. Dieses Kirchengebäude würde nicht mehr sein Zuhause sein, das Anrecht, hier zu wohnen, hatte er verwirkt, er musste fortgehen, aber wohin? Und dann, seine Gemeinde? Die Diözese würde sie vielleicht ins Tal eingliedern und nur den Friedhof noch verwalten, denn ein Geistlicher, der bereit war, hier oben, in dieser Abgeschiedenheit, tätig zu sein, war heutzutage nicht mehr zu finden. Auch hier wusste er keinen Rat. Vor allem aber: Was würde mit Luka? Er konnte ihn nicht im Stich lassen, wie es einst dessen leiblicher Vater getan hatte. Es wäre ein Verbrechen. Und wieder fand er keine Antwort.

Zudem, was würde es für Anna bedeuten?, fragte er noch. Diese Frau war ihm ein Rätsel. Seit zwanzig Jahren war sie seine Haushälterin, sie wussten beinahe alles voneinander, nicht zuletzt kümmerten sie sich gemeinsam um den Jungen, besprachen seit dessen Geburt jede Kleinigkeit, Abend für Abend, oft stundenlang. Dennoch spürte er eine seltsame Distanz, ihre gegenseitige, fast argwöhnische Zurückhaltung. Er jedenfalls hatte nie wirklich Zutrauen zu ihr gefasst. Und seit jenem Abend vor wenigen Monaten wusste er auch, warum. Jetzt, da er in der Dunkelheit des Badezimmers stand, erinnerte er sich daran.

Sie hatten sich wie gewöhnlich ihren Tag erzählt, über dies und jenes geplaudert, sich auch über Luka ausgetauscht. Dabei hatte er beiläufig den Sprengmeister erwähnt, eine unbedeutende Anmerkung bloß. Plötzlich war Anna aufgesprungen, hatte wütend mit der Faust auf den Küchentisch geschlagen.

»Kein Wort über diesen Mann«, hatte sie ihn angeschrien, »ich möchte seinen Namen in diesen Wänden nicht mehr hören!«

»Was ist los, Anna?« Er war zusammengezuckt.

»Ein Unmensch ist der, ein unwertes Leben! Sieben Jahre hat er sich nicht blicken lassen, immer einen Bogen um unser Dorf gemacht, aber neulich habe ich ihn gesehen, keinen Kilometer entfernt, unten beim Narrenstein! Der Tunnelbau, er arbeitet dort mit! Hörst du nicht die Sprengungen Tag für Tag?«

»Was stört dich daran?«

»Wehe, er kommt hier hoch! Wehe, er nähert sich Luka! Dann gnade ihm Gott!«, hatte sie gedroht und die Küchentür hinter sich zugeschlagen.

Tags darauf war sie kurz vor dem Gottesdienst auf ihn zugekommen und hatte ihn um Verzeihung gebeten. Und um die Beichte.

»Ich möchte beichten.«

»Du?«

»Ich.«

»Na, dann sag doch einfach.« Er hatte weiter die

Gesangsbücher in den Kirchenbänken ausgelegt. »Ich höre dir schon zu.«

»Nicht nebenbei. Im Beichtstuhl.«

»Wo?«

»Im Beichtstuhl, Herr Pfarrer Georg.«

Er hatte mit der Rechten den Talar zurechtgezupft, seine Linke hielt die Gesangsbücher fest.

»Warum nennst du mich Herr Pfarrer Georg?«

»Weil ich mit dem Pfarrer sprechen möchte, nicht mit Ihnen.«

Im Beichtstuhl dann hatte Anna den kleinen, lilafarbenen Vorhang vor das Sichtgitter geschoben.

»Luka gehört mir«, hatte sie begonnen, »ich werde ihn nicht wieder hergeben. Falls der Sprengmeister morgen vor der Tür stehen sollte, werde ich sie zuschlagen. Ich werde dieses Kind gegen seinen Vater verteidigen. Luka ist wertvoll, besonders, auserwählt. Dieser Mann dagegen ist ohne Herz, er kennt keine Liebe, sein Leben ist unwert«, hatte sie ihre wütende Rede vom Vorabend wiederholt.

»Aber Anna ...«

»Was, Herr Pfarrer Georg, was?! Sie sind doch kein Gramm besser!«

Nun hatte sie eine Abrechnung begonnen, die ihn sprachlos machte. Eine Unperson sei auch er, hatte sie durch das Gitter zu ihm hinübergebrüllt, auch so einer, der durch die Welt trampele, gar nicht merke, dass sein

Nebenan ihn vielleicht brauche oder gar eine kleine Sehnsucht habe, nach einer winzig kleinen Zärtlichkeit bloß, nachdem es schließlich alles für ihn getan habe die letzten zwanzig Jahre. Ob er das überhaupt wisse, ob er das jemals gesehen habe? Nein, natürlich nicht, weil das mit Nächstenliebe zu tun habe, und die kenne er nur vom Hörensagen, aus dem Priesterseminar von damals vermutlich, aber in der Praxis habe er keine Ahnung davon, da sei er völlig blank, wenn es um das Innere gehe, um das Empfinden seines Gegenübers nämlich. Er merke ja nicht einmal, was in seiner Umgebung geschehe, ob er ein Beispiel hören wolle? Vergangenen Winter, da sei Luka ausgebüxt, zwei volle Tage lang. Habe er das bemerkt? Nein, null Komma null. Sie nämlich habe den Jungen schließlich in einer Höhle gefunden, schlafend neben Kaltblütern, Spinnen und Echsen, vermutlich habe er Winterschlaf halten wollen. Sie habe ihn dann nach Hause getragen, in wärmende Decken gehüllt und vor einen Heizstrahler gesetzt. Sie erzähle das erst jetzt, weil der Herr Pfarrer Georg noch nie verstanden habe, was Fürsorge bedeute, Taten nämlich, nicht Worte und Predigten. Der Glaube jedenfalls sei für ihn nur ein Vorwand, um sich nicht auf Mitmenschen einlassen zu müssen. Exakt dasselbe gelte übrigens für den Sprengmeister. Der sei sich selbst genug, sein eigener Herrgott, der brauche niemanden. Das schlimmste Exemplar von allen. Nicht einmal sein eigen Fleisch und

Blut habe der angenommen. Wehe, hatte sie abschließend erneut gedroht, »Wehe, der kommt wieder, wehe, der behauptet, Luka gehört ihm. Wehe!«, und war aus dem Beichtstuhl gestürmt.

So viel Angst und Wut, und so viel Verachtung. Abgründe, die er in Anna nicht ansatzweise vermutet hatte. Dieser Mensch, von dem er gedacht hatte, er stünde ihm am nächsten, war ihm unbekannt gewesen. Anna Anzengruber, eine Fremde.

Über diese Minuten im Beichtstuhl hatten sie seither nie wieder ein Wort verloren.

Der Pfarrer verließ das Badezimmer, stieg in seine Kammer unter dem Dach. Hier zog er nun auch das Chorhemd aus, seine Socken, seine Wäsche. Nackt kroch er unter die Decke. Kein Auge konnte er zutun. Er lag auf dem Rücken, starrte in die Dunkelheit. Seit drei Jahrzehnten hatte er am Abend den Geistlichen abgelegt und war als Georg zu Bett gegangen, oft sogar zufrieden. Jetzt ekelte auch der ihn an. Diese Hülle war Dreck, am liebsten hätte er sich die Haut ausgezogen.

Er lief zurück ins Bad, duschte, rieb seinen Körper mit Bimsstein, schmirgelte das Gesicht. Als das Wasser im Kessel leergelaufen war, stand er tropfend da, sah an sich herab. Erbärmlich.

Wieder stieg er in seine Kammer hinauf, wieder legte er sich ins Bett.

Er dachte an den gestrigen Abend, als er Luka vor dem Einschlafen eine Bibelstelle hatte vorlesen wollen. Dabei hatte er nichts als den nächsten Tag im Kopf gehabt, sich vor dem Massenbegräbnis gefürchtet und nicht gewusst, woher er die Kraft nehmen sollte für all die Leidenden. Als sich plötzlich das Gedruckte vor seinen Augen dehnte. Die Worte zogen sich auseinander, und jeder Buchstabe stand für sich, als gehörte er nur sich allein. Er mühte sich, kämpfte sich durch einige wenige Zeilen, doch diese lose Ansammlung von Schriftzeichen ergab für ihn keinen Sinn.

»Ich bin müde, Luka. Entschuldige. Ich frage Anna, vielleicht liest sie dir vor.«

»Nein«, meinte Luka da, »ich erfinde selber eine Geschichte.«

»Oh! Ich höre.«

»Es war einmal ein Junge, der schoss gern mit einer Steinschleuder …«

»… du meinst dich selbst, Luka?«

»Vielleicht. Also dieser Junge, der schoss von seinem Fenster im ersten Stock aus. Den ganzen Tag und auch in der Nacht. Da kam ein alter Mann vorbei, und er hat ihn leider getroffen. Aus Versehen, es war ja dunkel. Der Junge rennt zu dem Mann hinunter, weil der jetzt sicher tot ist, klar. Plötzlich steht der wieder auf und sagt, ich bin nicht tot, ich bin Jesus. Ich wollte nur ein bisschen leiden, aber jetzt ist es gut, ich habe meine tägliche Buße getan. Dann ist er in unsere Kirche gelaufen und hat sich wieder ans Kreuz gehängt. Da ist er bald eingeschlafen.«

»Aha, soso, und das machst du jetzt auch«, hatte er erwidert, kurz schmunzeln müssen und das Licht gelöscht.

Der Tod von elf Männern, in den vergangenen Wochen hatte Pfarrer Georg oft überlegt, auf welche Weise er zu sühnen sei. Jetzt wusste er es.

Er stieg die enge Wendeltreppe hinauf, die neben dem Badezimmer in den Glockenturm führte. Er machte kein Licht, er kannte jeden Zentimeter in dem engen Gebälk.

Als er das Seil umfasste, zögerte er wenige Momente, dann hangelte er sich in die Glocke hinauf, setzte sich dort auf den Schwungzapfen. Er zog das Seil zu sich, band es fest um seine Beine. Er zurrte es ganz fest, knotete es mehrfach, dann begann er zu schaukeln. Er schaukelte, so hoch es nur ging, und ließ sich fallen. Kopfüber donnerte er gegen den Bronzeguss. Augenblicklich wurde ihm schwarz vor Augen. Er hoffte, es sei ein Herzinfarkt. Mehrmals schlug sein Körper gegen die Glocke, erst laut, dann leiser werdend, endlich verstummte sie. Und nur der dumpfe Nachhall in den Bergen war noch zu hören.

Anna saß in der Küche und wunderte sich nicht, als die große Pulsglocke ertönte. Vermutlich würde der Pfarrer sie elfmal läuten lassen, für jedes Opfer einmal, dachte sie und zählte innerlich mit. Eins, zwei, drei. Sie saß vor den Stapeln mit den übrig gebliebenen Sterbebildchen. Vier, fünf. Wohin damit? Sie konnte sie doch nicht achtlos wegwerfen. Sechs, sieben. Vielleicht nur die von Andreas Herfurt? Ihrer Meinung nach der Einzige, der die Hölle verdient hatte. Acht, neun. Oder sollte sie alle verheizen? Schließlich war es nur Papier. Zehn, elf. Nein, sie würde sie in eine Schachtel geben, vielleicht fragte eines Tages noch jemand danach. Zwölf, dreizehn! Warum so viele Schläge!

Sie sprang auf, hastete die Wendeltreppe nach oben.

Pfarrer Georg schwang noch immer ein wenig. Seine Hände streiften über die hölzernen Bretter am Boden. Überall waren Blutspritzer, es tropfte aus seinem Kopf. Mit stieren Augen blickte er Anna an. Dann erbrach er sich.

Anna rannte in die Küche zurück. Sie musste ein Messer holen, um den nackten Körper loszuschneiden, so fest war das Seil um die Beine geknotet.

30.

Stubber trat von der Brücke, die aus der Klamm führte. Vor ihm öffneten sich die Almen. Eine weite, buckelige Ebene, die sich bis vor das gewaltige Massiv der Hohen Echse erstreckte. In den vergangenen Tagen hatte es hier bereits geschneit. Auf dem kleinen Hügel, nur wenige Meter über ihm, verlief die Schneegrenze, wie mit dem Lineal gezogen.

Ob es zu gefährlich war weiterzugehen, überlegte er und blickte zum Himmel. In dieser Nacht würde es wohl keine Niederschläge geben, es zogen nur harmlose Quellwolken. Andererseits waren da vereinzelte heftige Windstöße. Die Luft, die sie mit sich brachten, war bitterkalt. Ein eisiger Korridor zwischen wärmeren Schichten. Solch eine Hochdrucklage hatte Stubber schon des Öfteren erlebt. Zu dieser Jahreszeit konnte sie der Vorbote für extreme Schneefälle sein. Und er trug nur den dünnen Mantel, keine Handschuhe, keinen Schal. Die leichten schwarzen Abendschuhe hatte er für seinen Sepp angezogen, sie taugten nicht einmal bei Regen.

Ach was, wischte er seine Bedenken fort, er war ein Mann, der diese Berge kannte wie kein Zweiter, ein Mann, der von seinem Vater gelernt hatte, den Himmel zu lesen, der einen Wetterumschwung tatsächlich riechen konnte. Jetzt umzukehren, nach all den Stunden nun doch klein beizugeben, vielleicht gar den Frauen in die Arme zu laufen … niemals. »Uns biegt kein Wind«, erinnerte er noch den Satz seines Vaters, dann stieg er weiter.

Der Mond tauchte die verschneite Landschaft in ein nächtliches Blau. Elektrisch blau, dachte Stubber und blickte hangaufwärts, hier war sein Sepp viele Sommer lang zu Hause gewesen. Die Pflöcke, um die die Stromkabel gezogen waren, konnte er von ferne erkennen, sie trugen jetzt weiße Mützen.

»Entschuldige«, hörte er sich leise sagen. Es stach in seiner Brust, er atmete tief dagegen an.

Da vernahm er unter dem Rauschen des Windes ein leises Geräusch. Er erschrak und horchte. Ein Murmeln. Es waren die unzähligen Rinnsale, die von den Hochtälern herab und unter dem Schnee hindurchflossen.

Erleichtert stieg er weiter.

Bald wurde der überzuckerte Grund zu einer harschen Fläche, und es war beschwerlich voranzukommen. Immer wieder brach die dünne, vereiste Schneedecke unter seinen Schuhen, er sank knöcheltief ein, seine Schritte wurden zusehends langsamer.

Als er auf dem Almhügel anlangte, stand der Mond nur noch eine Handbreit über dem Gebirgsmassiv. Es war weit nach Mitternacht. Die Wolken zogen nun schneller am Himmel, und sie waren dichter geworden. War es nicht doch besser umzukehren?

Wozu?, dachte er, der Weg zurück wäre länger als der nach oben, zur Hohen Echse. Dort gab es jene Felsennische, in der er schon manche Nacht zugebracht hatte. Er würde sie gewiss rechtzeitig erreichen.

Stubber blickte auf das Schneefeld, das vor ihm lag. Ein Fleckchen Paradies, hatte der alte Zornacher dieses Stück Erde genannt. Ein paar Quadratmeter eingezäunte Weidefläche. Er wischte die Schneehaube von einem der hölzernen Pflöcke, stützte sich auf und schloss die Augen. Wie oft war sein Freund hier auf ihn zugelaufen, hatte jubiliert, vor Freude gegurgelt und geprustet, sich dann hinter den Stromkabeln ins Gras gesetzt, auf dass sie gemeinsam Brotzeit machten oder er ihm einfach nur über die Haare strich.

Stubber kniete nieder, legte den Enzian in den Schnee.

Er senkte den Kopf, verharrte eine Weile, ehe er bemerkte, dass die Kälte ihn angriff. Er fror an den

Füßen, seine Zehen wurden klamm. Besser, er bewegte sich rasch wieder, sonst kühlte sein Körper aus. Sofort stand er auf, klopfte den Schnee von den Hosenbeinen, wollte weiter. Doch ihn schwindelte, und er musste sich an dem Holzpflock einhalten.

Die Landschaft verschwamm vor seinen Augen, er sah sie verzerrt und trüb, wie durch einen Schleier. Was soll das?, dachte er. Was ist los mit dir?

Eine junge Fichte stand wenige Meter entfernt, sie ragte gerade einmal brusthoch aus dem Schnee, ihre beladenen Zweige bogen sich. Nun glaubte er mit einem Mal, darin die Konturen seines geliebten Freundes zu erkennen, seinen gewundenen Körper, die Verrenkungen, die er machte, wenn er dirigierte.

Oder war es Alaska, die schlaffen Arme, ihr toter Körper auf dem weißen Laken?

Oder gar ein Kind? Die schneeweiße Haut … sein Sohn?

Stubber hielt den Atem an. War das wirklich Luka, der dort drüben stand?

»Luka?«, murmelte er ungläubig.

Wie oft war ihm in der Vergangenheit das Bild seines Jungen vor Augen gekommen. In jenen Tagen nach Alaskas Tod, da er in Irkutsk durch die Straßen gelaufen war, hatte er es ein erstes Mal gesehen. Ein schleimbedecktes Knäuel, ein Zellhaufen war das gewesen.

Die Jahre darauf hatte es sich allmählich zu einem Zerrbild ausgewachsen, ein Kleinkind ohne Augen, Nase und Mund. Als trüge es eine schlichte weiße Maske. Immer wieder war es ihm seitdem erschienen.

Doch vor Kurzem, es war nur wenige Monate her, da hatte er es sogar gespürt. Es hatte ihn plötzlich an der Hand genommen. Wie ein Kind, das unbemerkt zurückgekommen ist. Ein paar Momente lang waren sie dann zusammen durch die Berge gelaufen. Er, der Vater, und neben ihm, sein vorgestellter Sohn. Von oben hatte er seine Haare gesehen, die weißen Locken. Aber er hatte es nicht gewagt, sich zu ihm hinunterzubeugen, zu groß war die Angst gewesen, das Gesicht könnte nur wieder diese weiße Maske sein. Und wie enttäuscht war er schließlich gewesen, als ihm Luka allmählich von der Hand gegangen war, sein Tagtraum geendet hatte.

In den Stunden danach hatte ihn das Erlebte nicht mehr losgelassen, die Hoffnung, diese Fingerchen würden ihn vielleicht noch einmal anfassen. Da hatte er endlich begriffen: Nach all der Trauer, nach all den Jahren, jetzt war er bereit.

Seither hatte er unzählige Male überlegt, ob er seinen Jungen holen oder ihm zumindest einmal gegenübertreten, ihn ansprechen sollte, wie ein Fremder, oder wenigstens ihn verstohlen aus der Ferne beobachten, ein paar Sekunden bloß, bloß anschauen. Nichts davon hatte er getan. Immer wieder hatte er die Entscheidung vertagt, immer wieder hatte er sich bedacht, sorgfältig und noch sorgfältiger, und es am Ende nicht getan.

»Luka«, wiederholte er nun tonlos, da sich der Schleier vor seinen Augen verzog.

Stubber richtete sich auf, blickte nach oben, in Richtung der Hohen Echse, und beeilte sich, darauf zuzusteigen.

Auf den ersten Metern schüttelte er mehrmals ungläubig den Kopf, verlachte sich für die Bilder, die er da in der Schneelandschaft vermeintlich gesehen hatte. Nüchtern hielt er nun dagegen: Du bist seit dem Morgengrauen auf den Beinen, hast nichts getrunken, nichts gegessen. Was dir dein Hirn vorgegaukelt hat, war nicht der Sepp, nicht Alaska und auch nicht Luka … es war der Kreislauf.

Stubber wusste, es war nur die halbe Wahrheit.

Der Schnee reichte ihm inzwischen bereits bis zu den Knien, er war schwer und nass. Die Schuhe hatten sich vollgesogen, an den Hosenbeinen klebten Eisklumpen. Auch die Windböen hatten zugenommen, fegten in kurzen Abständen eisig über die Almen hinweg. Wieder überlegte er, ob es nicht klüger wäre umzukehren. Immerhin waren die Temperaturen binnen weniger Minuten spürbar gefallen, die Haut im Gesicht spannte und schmerzte. Sofort widersprach er sich: Der Wind ist kalt, aber auszuhalten. Hab dich nicht so.

Auch ein Satz seiner Jugend: »Hab dich nicht so.«

Zudem war es seine Natur. Forderte man ihn heraus, nahm er den Kampf an, jeder Gegner war ihm recht, besonders wenn er selbst es war.

Unbeirrbar stieg er weiter.

Jetzt begannen auch die Hände zu brennen, er rieb sie heftig gegeneinander, vergrub sie dann in den Manteltaschen. Er glitt aus, geriet ins Straucheln und musste sie wieder herausnehmen.

Stubber kämpfte.

Die Hände von seinem Sepp waren immer warm gewesen, erinnerte er sich, sogar bei niedrigen Temperaturen, warm und weich. Wenn er etwas erzählen wollte, fuchtelte er wild mit ihnen herum, auch die glucksenden Laute, die er dabei machte, waren warm und weich gewesen, klangen wie der lachende Gesang der Grünspechte. Wie oft hatte Stubber da gehofft, die Handbewegungen und Laute enträtseln, seinen Freund zumindest ein Stück weit verstehen zu können. Aus diesem Grund hatte er den vermuteten Inhalt manchmal nachgesprochen, vorsichtig wie ein unsicherer Dolmetscher. Es war der Versuch, seine Gesten und Gebärden in Worte zu übertragen. Aber stets hatte der Sepp dann einen Finger vor die Lippen gelegt, den Kopf geschüttelt. Nein, so ließ sich das Erzählte nicht wiedergeben, nicht mit Worten.

Und die Stimme seines leiblichen Sohnes, überlegte er, wie sie wohl klang? Glich sie der von Alaska? Einige Meter weit versuchte er, sie sich vorzustellen, doch alles, was er hörte, waren der Wind und der Firnschnee unter seinen Schuhen. Ein Knarzen war das, Schritten auf einem Schotterweg zum Verwechseln ähnlich.

Die Frauen?

Stubber wollte sich umdrehen, doch seine Vernunft hielt dagegen.

»Wie oft denn noch? Sie können dir unmöglich gefolgt sein, undenkbar! Du schaust nicht zurück!«, befahl er sich halblaut.

»Niemand ist hinter dir!«, maßregelte er sich.

»Niemand!«, brüllte er schließlich.

Doch seine Beine widersetzten sich, sie gingen schneller und schneller. Bald begannen sie zu laufen, und schließlich rannten sie sogar. Eine schiere Ewigkeit jagten sie über das bucklige Schneefeld, pflügten durch den hüfthohen Schnee, sanken immer tiefer ein und hetzten doch weiter, bis er endlich außer Atem geriet, die Lungen brannten. Erst jetzt blieb sein Körper stehen.

Stubber stützte die steif gefrorenen Hände ein, rang nach Luft.

Da spürte er ein pochendes Stechen an der Wange. Es war die Wunde, die ihm Andreas Herfurt mit dem Bierglas beigebracht hatte. Verwundert strich er mit der Hand darüber, es waren drei Wochen vergangen, sie war vernarbt, er hatte sie längst vergessen gehabt. Diesen Schmerz bildete er sich nur ein.

»Was ist los mit dir!«, zischte er vor sich hin. »Was!«

Er sah Dinge, hörte Geräusche, hatte Empfindungen, die es nicht gab. Fieberte er?

Stubber fasste sich an die Stirn. Sie war kalt und schweißnass. Das sind die Böen, erklärte er es sich, die aufgewirbelten Eiskristalle, die dir ins Gesicht schlagen. Sogar ein leichtes Fieber wäre normal, überlegte er weiter, dieser Tag war beschwerlich gewesen. Die Beerdigungen, der Sepp, die Witwen. Zudem war er über Stunden nun bergauf gestiegen, war eben noch minutenlang gerannt, jeder Körper ermüdete dann, das konnte er durchaus zugeben, ja, er war erschöpft. Und, ja, vielleicht fieberte er ein wenig.

Ein Eingeständnis, das ihm schwerfiel. Das Bild, das Stubber von Stubber hatte, war ein anderes.

Seit siebenunddreißig Jahren war der Kopf oben geblieben, er war ein Mann, wie es schon sein Vater gewesen war. »Unermüdlich, aufrichtig, gewissenhaft, geradeheraus, hartnäckig«, waren die Worte gewesen, die dieser ständig benutzt hatte. »Uns biegt kein Wind«, sein Lieblingssatz.

Doch Stubber stand gebückt. Er war am Rand seiner Kräfte. Sein Pullover und das Hemd waren nass geschwitzt. Auf Dauer war das gefährlich. Die Hochdrucklage an der

Schneegrenze hatte er falsch eingeschätzt, auch das musste er zugeben, sie war von Beginn an bedrohlich gewesen. Zumindest jetzt sollte er keinen Fehler mehr machen.

Du musst das Hemd ausziehen, dachte er, schleunigst!

Er sah sich um. Kein Windschutz weit und breit. Nur zu seiner Linken eine kleine, gerade einmal mannshohe Lärche.

Matt stapfte er darauf zu.

In dieser Höhe gab es vereinzelte, widerstandsfähige Bäumchen, Latschen, kümmerliche Fichten und krumme Kiefern. Der karge Boden, der ständige Wind und die Kälte ließen keine aufrechten Formen zu. Ihren geringen Wuchs aber hatten sie selbst verschuldet. Als Stubbensprenger wusste er, je ausladender die Äste zu den Seiten gingen, desto mehr senkten sie dort die Bodentemperatur ab, die Wurzeln verzweigten sich nicht weiter.

Eigenverschattung nannte man dieses Phänomen.

Stubber schlüpfte aus dem Mantel, dem Pullover, wollte nun schnell das durchnässte Hemd ausziehen, aber es klebte geradezu auf seiner Haut. Er zog und zerrte, und am Ende zerfetzte er es. Ein Geräusch, das ihn an Alaska denken ließ, an ihr Kleid, das er in Streifen gerissen hatte, um sie sich auf den Rücken zu schnallen. Sieben Jahre waren seither vergangen. Mit einem Mal begriff er: Er hatte sich in der Trauer eingerichtet, er hatte sich selbst verschattet.

31.

»Ich habe die Hütte gesprengt«, sagte sie ruhig.

Anna saß mit ausgestreckten Beinen unter der Glocke, neben ihr lag der bewusstlose Geistliche. Das Messer, mit dem sie ihn losgeschnitten hatte, hielt sie noch in der Hand.

»Ich bitte den Allmächtigen um Vergebung«, begann sie ihr Geständnis. »Herr Pfarrer Georg, ich möchte beichten.«

Annas Stimme war klar, ihr Ton sachlich.

»Diese Geburtstagsfeier … ein paar Tage davor ist Rachel zu mir gekommen und hat mir von ihren Plänen erzählt. Auch dass sie ihren Franz mit zwei Damen überraschen möchte. Ich habe sie angefleht, es nicht zu tun, bitte, bitte, bitte. Wir haben uns heftig gestritten, es ging um Nächstenliebe, am Ende habe ich sie rausgeworfen.

Ich wusste nicht, ob sie auf mich hören würde, also habe ich mit den Frauen im Dorf gesprochen, sie gebeten, ihre Männer nicht dorthin gehen zu lassen, aber den meisten war es egal, sie haben nur müde gelächelt.

›Soll er doch machen, was er will‹, haben sie gesagt, ›außerdem, Anna, sei ehrlich, was haben erotische Tänzerinnen mit Nächstenliebe zu tun?‹

Gut, dachte ich, ich will ehrlich sein. Ich kenne dieses Dorf seit vielen Jahren, ich kenne die Frauen und Männer, aber liebe ich sie? Diese Nächsten? Die Antwort war: nicht wirklich. Gleich habe ich weiter gefragt. Und was ist mit dir selbst, Anna, liebst du dich? Die Antwort war: nicht wirklich.

Dabei hieß es doch: ›Liebe deinen Nächsten wie dich selbst.‹ Ich wusste nicht weiter. Da habe ich mich an Ihre Predigten erinnert, Herr Pfarrer Georg, an die Frage, die Sie unserer Gemeinde oft gestellt haben: ›Soll ich tatenlos bleiben, wo ich Herzlosigkeit und Unrecht sehe?‹ Ihre Antwort war immer gewesen: ›Nein! Tue etwas!‹

Aber was? Was sollte ich tun?«

Anna legte das Messer zur Seite, packte seinen nackten Oberkörper unter den Achseln, zog ihn etwas zu sich heran, schob dann ihre Beine darunter.

»Als schließlich jener Abend gekommen war, wusste ich noch immer nicht, was ich unternehmen sollte. Ich habe dann meine schwarze Kapuzenjacke aus dem Schrank geholt und bin zur Weiberer-Hütte gestiegen.

Die Vorhänge dort waren zugezogen, drinnen Musik und Gegröle. Eine gute Stunde habe ich in einiger Entfernung bei den Felsen gewartet, ich musste schließlich wissen, ob Rachel ihrem Mann wirklich dieses Geburtstagsgeschenk machen würde. Dann nämlich wollte ich eingreifen. Ich schwöre Ihnen, ich hätte die Tür aufgerissen, diese Männer angebrüllt und die Frauen auch, aber …«

Der Körper des Pfarrers warf sich. Plötzlich öffnete der Mann die Augen, als versuche er, etwas zu erkennen, für einen Moment stützte er sich auf, sank gleich wieder in sich zusammen.

»Kurz vor Mitternacht kam dann tatsächlich Rachels Wagen. Ich musste mich verstecken. Da sehe ich, dass die Tür zu dem Verschlag hinter der Hütte nur angelehnt ist. Schnell bin ich rein. Drinnen war es fast dunkel, aber ein bisschen Licht fiel durch die Ritzen und Spalten, und auch die Tür zur Hütte hatte ein paar breite Risse im Holz. Zuerst einmal bin ich fürchterlich erschrocken, weil da ein schlafender Mann auf einer der Matratzen lag. Heute weiß ich, es war der Bruder von Fanny Prachtel. Vollkommen besoffen. Vollgekotzt von oben bis unten. Und was steht da, neben seiner Matratze? Eine Tasche! Eine lederne, dunkelbraune Umhängetasche. Ich habe sie sofort wiedererkannt, in der Nacht von Lukas Geburt hatte er sie dabei. Sie gehörte ihm, dem Sprengmeister!«

Anna hielt bei dieser Erinnerung inne. Erst nach einer kurzen Pause sprach sie weiter.

»Seine Tasche! Er ist hier!, dachte ich, Jesus Christus! Um mich zu vergewissern, habe ich sie geöffnet und reingeschaut: eine lange Schnur lag obenauf, dazu mehrere Feuerzeuge und darunter viele kleine Rohre, auch mit einer Schnur. Dynamit, das wusste sogar ich, das war Dynamit. Damit war klar, es war seine Tasche!«

Anna musste unterbrechen. Sie schluckte, räusperte sich mehrmals.

»Auf allen vieren habe ich mich jetzt an diese Verbindungstür herangeschlichen … Ich schaue durch die Ritzen: Zwei Frauen tanzen in der Mitte der Hütte. Daneben, auf einem Stuhl, Franz Brugger. Dahinter die Männer. Und wer steht da im Hintergrund, in zweiter Reihe? Die grellfarbige Strickjacke! Der Sprengmeister! Ich kann Ihnen das Gefühl nicht beschreiben, Herr Pfarrer Georg. Natürlich wusste ich immer, dass er unten im Tal wohnt, natürlich hatte ich immer Angst, er könnte eines Tages vor unserer Tür stehen, aber ihn so leibhaftig vor mir zu haben, das war, das war …«

Wieder stockte Anna der Atem. Sie legte ihre Stirn vor die seine, sprach nun leise zu ihm weiter.

»Der holt seinen Sohn, dachte ich. Der holt meinen Luka! Mir war, als würde jemand in meinen Eingeweiden herumwühlen. Da wurde plötzlich das Licht gelöscht. Irgendwer hatte die Glühbirne zerschlagen. Jetzt war es stockfinster. Bald darauf gab es Schreie, die Frauen haben gebrüllt, ›Finger weg, bitte, hört auf, ihr Schweine, bitte!‹, dann sind Tische umgefallen. Lärm, alles ging durcheinander, bis am Ende die Tür der Hütte aufgerissen wurde, die Frauen schreiend nach draußen liefen. Danach ist es seltsam still gewesen. Jemand hat gesagt: ›Ich hole eine Glühbirne, von drüben, aus dem Schuppen.‹ So schnell ich konnte, habe ich mich versteckt. Ich habe mich unter die Decke gelegt, zu dem schlafenden Prachtel. Schon kommt einer der Männer herein, kramt kurz herum, geht zurück. Gleich darauf war das Licht wieder an.«

Der schwere Körper des Geistlichen schnürte Anna das Blut in den Beinen ab. Sie schob ihn zur Seite.

»Ich lag also auf der Matratze, direkt neben der Tasche mit dem Dynamit. Herr Pfarrer Georg, ich schwöre Ihnen, ich habe mit mir gerungen. Über eine Stunde lang. Ich wollte nicht töten.

Ich, Anna Anzengruber, eine Massenmörderin? Undenkbar! Aber der Sprengmeister ... jetzt konnte ich ihn loswerden, auf ewig und immer. Ich habe zum Himmel gefleht, dass dieses Verlangen aufhören möge. Hilf mir, wenn es dich gibt. Hilf deiner Anna! Herr, erhöre mich! – Aber es kam keine Antwort.«

Sie blickte neben sich. Der Bewusstlose hatte sich bewegt, lag nun mit dem Gesicht zum Boden. Sein nackter Rücken war blaurot.

Wie oft hatte Anna diesen Rücken heimlich beobachtet, wenn der Pfarrer sich allein geglaubt hatte, vor dem Kreuz niedergekniet war und mit Seinem Herrn gesprochen hatte. Jedes Mal war sie aufs Neue verwundert gewesen, dass diese beiden offenbar problemlos miteinander plaudern konnten, dass es zu jeder irdischen Frage eine himmlische Antwort gab.

»Vielleicht habe ich mich ja getäuscht, habe ich gedacht, vielleicht ist es gar nicht der Sprengmeister gewesen, den ich da zwischen den Männern entdeckt habe? Ich bin also noch mal zu dieser Verbindungstür gekrochen, habe noch mal durch eine Ritze gelinst. Und was sehe ich? Nichts. Nur Stoff. Weil jemand mitten vor der Tür hockt. Und was rieche ich? Zirbelkiefer. Der Geruch, den Luka so liebt. Jetzt wusste ich auch, was das für ein Stoff war. Wolle. Diese grellfarbige Wolle. Es war die Strickjacke des Sprengmeisters!«

Der Pfarrer atmete schwer, er drehte sich auf die Seite, legte einen Arm auf Annas Bein, seine Hand in ihren Schoß. Es war ihr zuwider, sie schubste sie weg.

»Der Sprengmeister, direkt vor mir. Verstehen Sie, keine zwei Zentimeter von mir entfernt. Ich konnte ihn atmen hören … da bin ich … da habe ich … ich habe das Feuerzeug genommen und die Schnur ausgelegt, bis nach draußen, bis zu einer Felsennische. Darin habe ich mich versteckt. Und dann, Jesus Christus, höre mich, dann habe ich gezündet.«

Der Pfarrer lag noch immer ohnmächtig neben ihr. Anna fasste ihm an die Kehle, fühlte seinen Puls. Er schlug schwach, aber regelmäßig.

»Der Sprengmeister war nicht mehr in der Hütte, er hatte seine Strickjacke dem Dirigenten gegeben. Wie hätte ich das wissen sollen, Herr Pfarrer Georg, wie hätte ich das wissen sollen?«

Anna Anzengruber blieb noch eine Zeit regungslos sitzen, dann senkte sie den Kopf, blickte auf das Messer, das zu ihrer Rechten auf dem Boden lag.

32.

Stubber war nun auf der Hochebene, am Fuß der Hohen Echse angelangt. Der Morgen dämmerte bereits. Keine Wolke mehr am Himmel. Auch der Wind hatte nachgelassen, doch die Temperaturen lagen noch immer weit unter dem Gefrierpunkt. Eine klirrende Kälte. Die Landschaft starrte, hier bewegte sich nichts. Stille.

Nachdem er die Nacht hindurch nur gerannt und gehetzt war, war es ihm zuletzt doch gelungen, sich nicht weiter mit den Frauen, seinen Gespinsten und Ängsten zu beschäftigen, sich vielmehr ausschließlich auf das Steigen zu konzentrieren. Nicht zu schnell, nicht zu langsam. Auch das hatte er von seinem Vater gelernt. »Das Leben ist keine Rennstrecke, Bub, du gehst in gleichbleibendem Tempo, unaufgeregt, aber beharrlich. Nur dann wirst du dein Ziel erreichen.«

So war er die letzte Stunde Meter um Meter vorangestiegen. Allein, sein Körper war mittlerweile völlig ausgelaugt, ausgezehrt. Die Beine zitterten und brannten, er musste mit den Händen nachhelfen, sie an den Oberschenkeln packen, aus dem hart gefrorenen Tiefschnee reißen, um sie anschließend ein Stück weit nach vorne zu setzen.

Als plötzlich sämtliche Muskeln krampften. Schlagartig. Ein Anfall, dem er nichts entgegenzusetzen hatte. Stubber kippte hintüber. Er zuckte und drehte und wand sich, die Schmerzen waren kaum zu ertragen. Sekundenweise bäumte er sich auf und auf, dann ließen die Krämpfe wieder nach.

Einige Momente lag er regungslos.

Der Schnee war ein weiches Bett, über ihm stand ein heller Morgenhimmel. Auch die Kälte tat seltsam wohl. Schon wurde ihm leicht.

Ein untrügliches Zeichen, wusste Stubber.

»Steh auf!«, murmelte er leise. »Bitte, steh auf«, flehte er mehrmals. »Bitte.«

Vor einigen Jahren hatte er einen verunglückten Bergsteiger gefunden, auch dieser hatte von einem wohligen Gefühl berichtet. Seine Beine waren bereits schwarzblau gewesen. Er hatte den Mann in letzter Sekunde an die Bergrettung übergeben.

»Wir Menschen bilden dann eine sogenannte Schale«, war die Erklärung des Sanitäters gewesen, »das Blut wird nicht mehr in die Extremitäten gepumpt, damit die lebenswichtigen Organe bis zum Schluss erhalten bleiben. Den Rest kann man problemlos wegschneiden.«

»Steh auf!«, befahl er sich nun.

»Übrigens wird Gott danach gnädig«, hatte ihm der Nothelfer abschließend erläutert, »weil sich als Nächstes das Hirn verabschiedet. Es schüttet noch ein paar Substanzen aus, dann ist Sendepause. Der Körper macht trotzdem weiter, eine Weile zumindest, stur und ganz allein. Ha, warum auch immer.«

»Los, steh auf!«, schrie er sich an.

Und Stubber gehorchte. Endlich stand er auf.

Die Hochebene schien nicht enden zu wollen.

Mit letzter Willenskraft schleppte er sich vorwärts. Er atmete tief und langsam, jeder Schritt dauerte.

Auch seine Gedanken gingen nur noch schleppend. Immer wieder setzten sie aus. Dann trat er bloß den Schnee. Als sei die Zeit eingefroren.

Kamen die Gedanken zurück, hörte er sie schwach und wie von ferne. All die Selbstvorwürfe, die Fragen und Zweifel erreichten ihn nun nicht mehr. Sogar die Anklage, die er in den vergangenen Wochen gegen sich geführt hatte, schien sein Gewissen fallen gelassen zu haben.

Einzig die Frauen beschäftigten ihn ein letztes Mal. Vermutlich waren sie ihm doch gefolgt. In seiner Vorstellung hatten sie längst zu ihm aufgeschlossen. Sie waren jetzt überall, hinter ihm, vor ihm, sie hockten dort unter den kleinen, weißen Buckeln, krochen gar unter dem Schnee neben ihm her.

Es bekümmerte ihn nicht. Es war nicht mehr wichtig. Er wollte nur noch ankommen.

Wie von Sinnen schob er Bein um Bein voran. Unter der geschlossenen Schneedecke befanden sich tiefe Scharten und Rinnen, die man nur an einem schmalen Riss erkennen konnte. Aber seine Augen schmerzten und tränten, an den Brauen klebten kleine Eiszapfen, er sah kaum etwas. Jederzeit konnte er dort einbrechen. Doch es blieb ihm keine Wahl, er musste voran.

Einmal noch stürzte er, fiel der Länge nach in den Schnee, der scharfkantige Firn ritzte seine Handflächen. Er stand auf und ließ es bluten.

Endlich hatte er den Felsspalt erreicht.

Es dämmerte bereits. Ein Tannenhäher stolzierte auf dem harschen Schnee umher, eine Alpendohle zog darüber lautlos ihre Kreise.

Gleich würde die Sonne hinter der Hohen Echse aufgehen.

Mit beiden Händen griff Stubber nach unten hin, grub nach der Felskante. Als er den Stein zu fassen bekam, hockte er sich steif an den Abgrund.

Hier war er in den vergangenen sieben Jahren häufig gesessen, hatte mit Alaska gesprochen, ihr von seinen Tagen, seinen Gedanken erzählt. Und immer hatte er das Gefühl gehabt, dass sie ihn hörte, ihm zuhörte.

Irgendwo da unten war sie und lauschte.

Oft hatte er sich sogar noch ein Stück weit hinabgehangelt, dort gab es eine kleine Einbuchtung in den Felsen, eine kaum mannsgroße Höhle. Sie war windgeschützt und von oben nicht einzusehen. An manchen Abenden hatte er sich einen Schlafsack mitgenommen und in dieser Nische übernachtet.

Mit letzter Kraft kletterte Stubber hinunter. Er kroch in diese winzige Behausung, kauerte sich in den Stein.

Nun war er geborgen.

Ein Strahl der aufgehenden Sonne traf sein Gesicht. Er blinzelte ihr entgegen, lächelte.

Dann schloss er die Augen. Und begann zu erzählen: »Es war vor drei Wochen, Alaska, ein Lichtblitz durchzuckte die Berge …«

Einmal noch hörte Stubber ein fernes Trommeln. Ein verschneites Bäumchen hatte sich von seiner Last befreit. Dann war es wieder still.

Die Berge schlucken schnell.